中医养生速查宝典

手足按摩治百病

刘宏超 编著

中国科学技术出版社
·北　京·

图书在版编目（CIP）数据

手足按摩治百病 / 刘宏超编著 . -- 北京：中国科学技术出版社，2025. 6. -- ISBN 978-7-5236-1453-2

Ⅰ. R244.1

中国国家版本馆 CIP 数据核字第 2025Y05F33 号

策划编辑　韩　翔　于　雷
责任编辑　于　雷
装帧设计　翰墨漫童
责任印制　徐　飞

出　　版　中国科学技术出版社
发　　行　中国科学技术出版社有限公司
地　　址　北京市海淀区中关村南大街 16 号
邮　　编　100081
发行电话　010-62173865
传　　真　010-62179148
网　　址　http://www.cspbooks.com.cn

开　　本　880mm×1230mm　1/64
字　　数　74 千字
印　　张　2.5
版　　次　2025 年 6 月第 1 版
印　　次　2025 年 6 月第 1 次印刷
印　　刷　鸿鹄（唐山）印务有限公司
书　　号　ISBN 978-7-5236-1453-2
定　　价　25.00 元

内容提要

《手足按摩治百病》是一本介绍手足按摩疗法的实用指南，旨在通过按摩手部和足部的特定穴位及反射区来预防和治疗各种疾病，同时增强体质。全书分为五章，第一章为读者提供了手足按摩的基础知识，包括按摩的原理、手法和注意事项；第二章和第三章详细介绍了手部和足部的重要穴位和反射区，以及它们与身体各器官的对应关系；第四章提供了针对常见疾病的按摩治疗方案，通过图解和步骤说明，使读者能够轻松掌握按摩技巧；第五章则聚焦于通过按摩提升整体健康水平，包括提高免疫力和缓解压力的方法。全书内容通俗易懂，适合广大读者自学自用，是一本家庭保健的必备书籍。

目录

第一章 不可不知的手足按摩基本常识

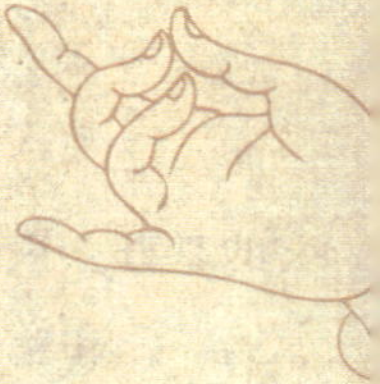

第二章 手针穴及手部反射区

第三章 足部反射区

第四章 手足按摩特别有效的病症

编者公告

本书旨在为广大读者提供养生保健参考，并非医疗手册。书中所提供的信息不能代替医生的诊疗与处方。如果您怀疑自己身患疾病，建议及时去医院进行必要的诊断与治疗。

第一章 不可不知的手足按摩基本常识

BU KE BU ZHI DE SHOU ZU AN MO JI BEN CHANG SHI

手是内脏的晴雨表，足是脏腑的连接器，对身心健康有着举足轻重的作用，手足自然而然成为健康的主宰者。想要主宰自己的健康吗？那就从认识手足按摩开始吧！

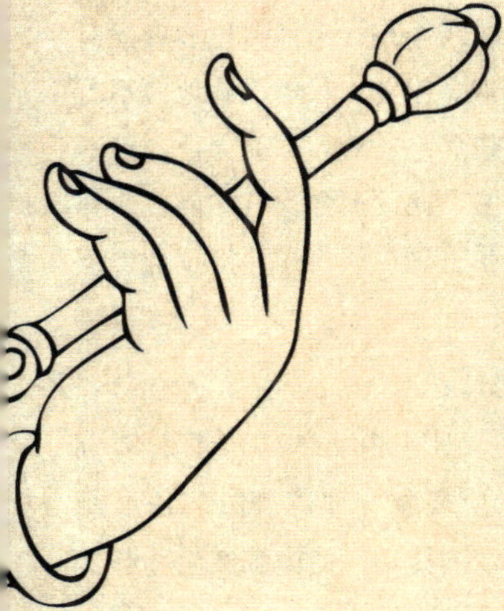

什么是手疗

手是人体的重要部分。经常活动和按摩双手，不仅能调节全身功能，还可强化脑功能延缓衰老，起到防病治病及保健作用。

手疗是中医学的重要组成部分，是一种传统的医学疗法，深受大众喜爱。它通过手部的经穴、经外奇穴、手部全息反应区等部位，进行按摩、手浴等不同形式的刺激，以疏通经络，益气活血，达到养生保健、防治疾病的目的。

手是内脏的晴雨表，手部穴位病理反射区是神经聚集点。因此，只要准确地、不断地按摩手部穴位病理反射点，就会使内脏不断受到良性刺激，而逐渐强化其功能，达到防病治病的效果，这也就是手部穴位病理按摩的简单原理。

什么是足疗

所谓足疗，是借由足部病理反射区所反映的病理反应现象，加以刺激，透过经络、神经、体液的传达，使内脏产生普遍性或全身性的自动调节作用，以达到阴阳平衡、气血顺畅、生理功能恢复常态的健康状况。

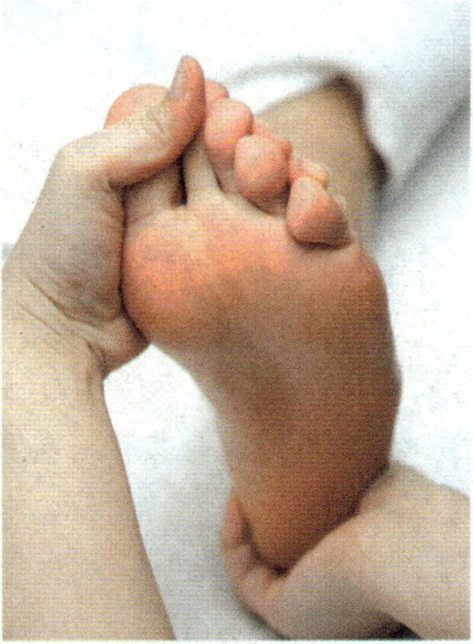

通过刺激足部穴位及反射区达到保健目的

人体重要经络或是起源于足底，或者终止于足底，与特定脏腑相连接，主管特定功能，通过按摩足部，使循行于足部的经络得以疏通，从而促进足部和全身的血液循环。由于血液循环量的增加，从而调节各内分泌系统的功能，促使各内分泌腺体分泌各种激素，这些激素均能促进新陈代谢，使机体保持在一个良好的状态。

手部按摩基本手法

点法

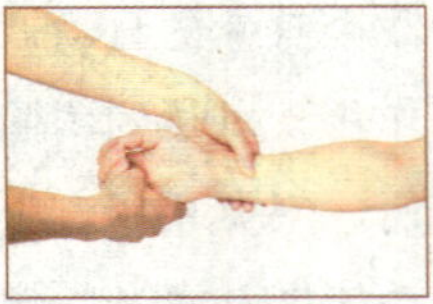

定义/ 用指端、肘尖或屈曲指关节突起部位按压手部穴位的方法称为点法，常与按法、揉法配合应用。

操作要领/ 点压准确，不可滑动，操作持久有力，力度由轻到重，逐渐渗透至肌肉深层，以有酸麻胀痛感为宜。

应用部位/ 要求力度大而区域较小的穴位。

作用/ 通经活络，消积破结，解除痉挛。

按法

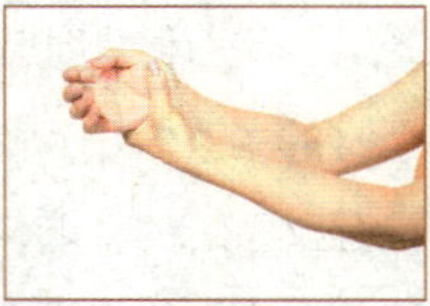

定义/ 以手指尖端或指腹平压于手部穴位上，逐渐用力加压的手法叫按法。常与点法、揉法配合应用。

操作要领/ 垂直按压，固定不移，由轻到重，稳而持续，忌用暴力。

应用部位/ 手部较平坦的穴位。

作用/ 疏经通络，散寒止痛。多用于慢性疾病的治疗。

推法

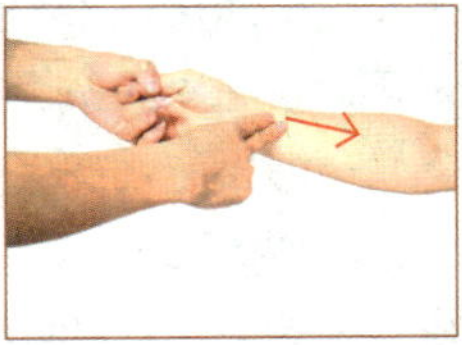

定义 / 用指掌、手掌或掌根、大鱼际、小鱼际、单指、多指置于一定部位，进行单向直线推移称为推法。

操作要领 / 指掌或鱼际紧贴体表，平稳、持续、缓慢地进行单向直线移动。

应用部位 / 手部纵向长线穴位或沿手指各侧推动。

作用 / 疏经活络，祛瘀消滞，健脾和胃，舒筋理肌。多用于慢性劳损性疾病。

摩法

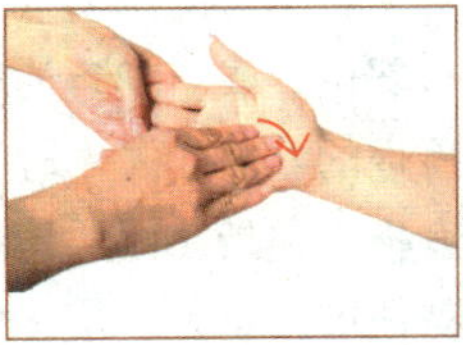

定义 / 以指腹或掌贴于手部穴位，有节律地做环形摩擦的手法称摩法。

操作要领 / 摩动时用力均匀，动作轻柔。指摩宜轻快，掌摩稍重缓。

应用部位 / 多用于手部较开阔的部位及其他手法的结束放松调整。

作用 / 多用于老年病、慢性病、虚证等病。

擦法

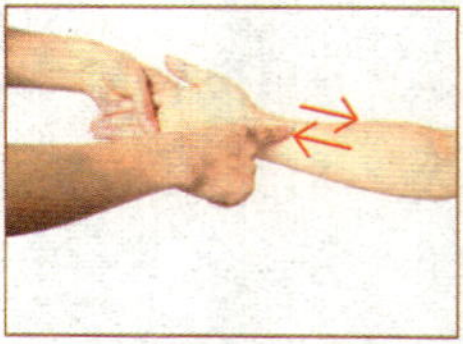

定义/ 以指腹、掌根或大小鱼际，紧贴皮肤做快速往返的直线运动，使之产生一定热量的方法称擦法。

操作要领/ 操作时要做到轻而不浮，重而不滞，力度适中平稳，以不使皮肤起皱为宜。

应用部位/ 顺手部骨骼分布的穴位。

作用/ 温经通脉，行气活血。多用于慢性寒症。

理法

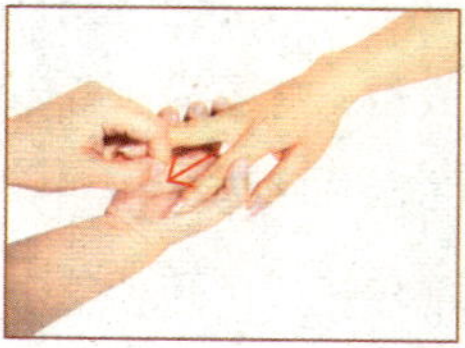

定义/ 用双手拇指或单手拇指、中指、食指沿经络循行部位，或指腱等处施以夹持捋理的方法。操作时按摩者将食指、中指屈曲如钩状，双手夹住被按摩者一指，从指根部向指尖方向捋顺。

操作要领/ 一松一紧，循序移动，松紧适中。

应用部位/ 双手十个手指从指根部到指尖。

作用/ 疏风散寒，行气活血，通络止痛等。

抖法

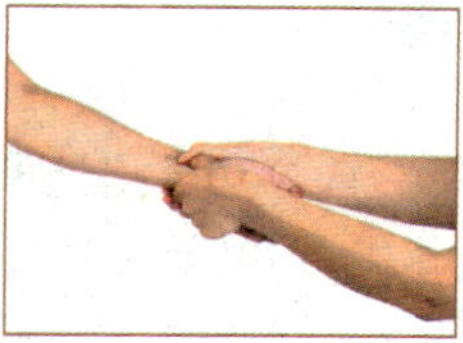

定义／ 用双手握住被按摩者的腕部做上下左右的小幅度摆动，使波动感上传至肩肘部。

操作要领／ 操作时，按摩者腰部要稍向前弯曲，被按摩者上肢或下肢要放松，并将肢体向外伸展。抖动速度约10秒完成一次，反复做6～7次即可。

应用部位／ 此法多用于上肢疾病。

作用／ 通利关节，放松肌肉，增强人体功能。

捻法

定义／ 以两个手指对捏住施治部位，相对用力做搓揉动作的手法称捻法。

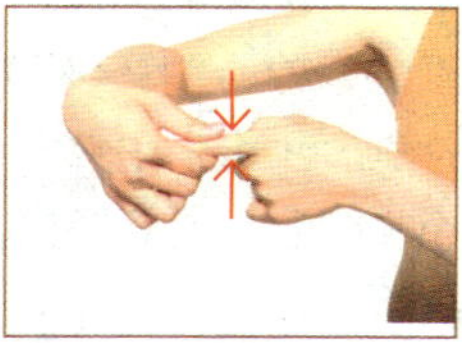

操作要领／ 操作时频率要快，力度适中，要做到轻而不浮、重而不滞。

应用部位／ 应用于小关节处。多用于关节病症。

作用／ 疏经通络，活血止痛。

拔伸法

定义／ 沿肢体纵轴方向，在关节两端用力做相反方向的牵拉、牵引动作，使关节间隙增大的手法称拔伸法。

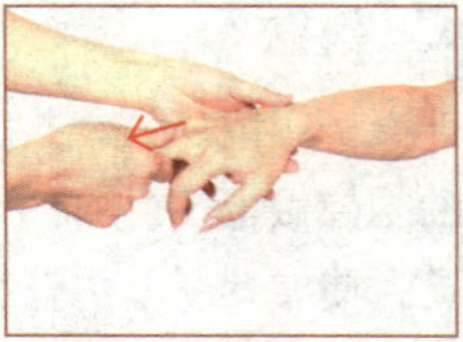

操作要领/ 操作时两手协调用力，沿关节纵轴方向牵拉，切忌强拉硬牵、强求关节出现弹响声。

应用部位/ 手部各关节处。

作用/ 行气活血，疏经通气，放松关节。

掐法

定义/ 以指端甲缘重按穴位，而不刺破皮肤的方法称掐法。又称切法、爪法，是手部按摩手法中刺激最强的一种方法。

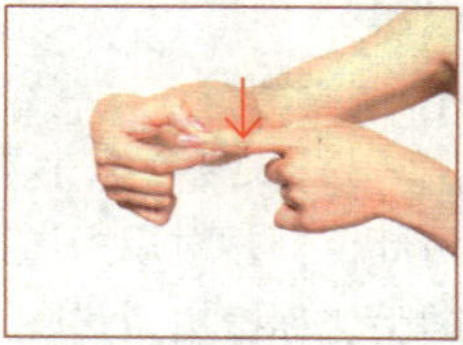

操作要领/ 为强刺激法，手指垂直用力掐手部穴位，用力由轻到重，时间要短，避免掐破皮肤。

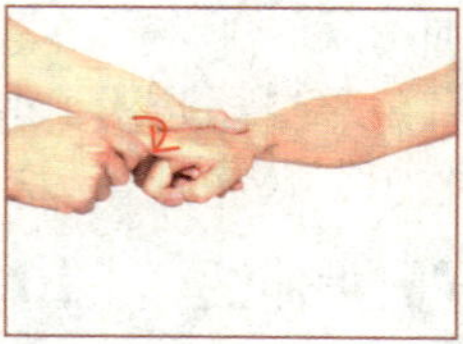

应用部位/ 多用于关节处和指端穴位。

作用/ 开窍醒神，回阳救逆，兴奋神经。

摇转法

定义/ 使手部指关节、腕关节做被动均匀的环形运动的手法，称为摇转法。

操作要领/ 一手固定关节，一手进行环形操作，切忌单方向用力，以免损伤关节。可先用拔伸法、捻法以放松关节。

应用部位/ 手部各关节。

作用/ 滑利关节，解痉放松，消除疲劳。

搓揉法

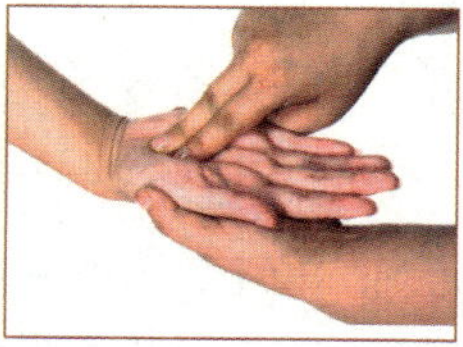

定义/ 搓揉法包括指搓揉法和掌搓揉法。指搓揉法是用手指腹和手掌贴附在施治部位，轻柔缓和地旋转搓揉的方法；掌搓揉法是用手掌大鱼际或掌根部，附着于治疗的部位，做环旋揉动的方法。

操作要领/ 操作时要求指掌紧贴体表，用力稳健，速度缓慢均匀，保持在同一层次上推动。推行的方向沿手部的骨骼方向施行。

应用部位/ 一般用于手部纵向长线实施，或沿指向各侧施行。

作用/ 调和气血，祛风散寒，行滞化瘀。

压法

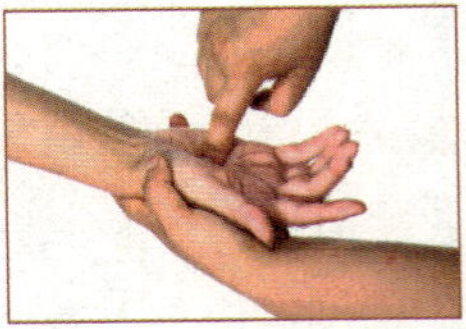

定义/ 所谓“压”的手法，是普遍使用的穴位刺激法，就是利用容易施力的大拇指或食指、中指长时间按压穴位。

操作要领/ 注意指压时要配合独特的呼吸法，即指压时呼气，停压时吸气。

应用部位/ 用于手部平坦的区域，多用于慢性病的治疗。

作用/ 补充能量，促进情绪由抑郁恢复至正常，也能抑制亢奋和过度兴奋的情绪。

揉法

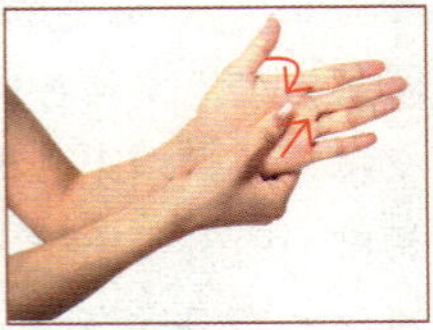

定义/ 以拇指或中指指腹按于手部穴位上，腕关节放松，用前臂的运动带动腕关节和手指，做轻柔缓和的旋转揉动的手法叫揉法。常与按法、点法配合应用。

操作要领/ 指、掌皮肤与穴位处的皮肤相对位置不变，做有节律、速度均匀的环形运动，用力轻柔、和缓，由轻到重。

应用部位/ 应用范围广泛，适用于多数穴位。

作用/ 温经散寒，消肿止痛，宽胸理气，消食导滞。多用于慢性、劳损性疾病和虚证。

单食指压刮法

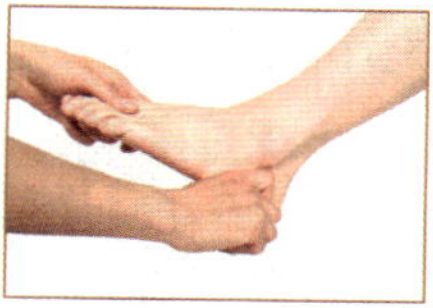

按摩手法/ 以伸直或屈曲的食指桡侧缘压刮反射区。

操作要领/ 腕关节带动食指、中指、无名指、小指施加压力，以食指桡侧缘着力。

应用部位/ 胸部淋巴、内耳迷路、内外踝下方的生殖腺反射区。

单食指扣拳法

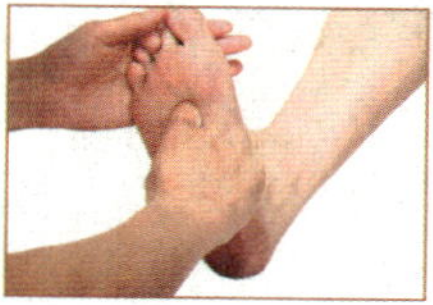

按摩手法/ 一只手握住被按摩者足部，另一只手食指第1、2节指关节屈曲扣紧，其余四指握拳，以食指中节近第1指间关节背侧按压。

操作要领/ 本法为足部按摩常用手法，主要以腕关节施力。

应用部位/ 广泛应用于多个反射区，如胃、胰、十二指肠、肝、胆、肾上腺、肾、心脏等。

拇指扣拳法

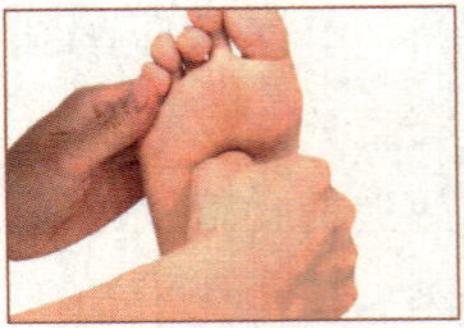

按摩手法／ 以屈曲的拇指指间关节为着力点对反射区进行刺激。

操作要领／ 以指掌关节施力为主，本法力度容易把握，易于操作。

应用部位／ 广泛应用于多个反射区。

握足扣指法

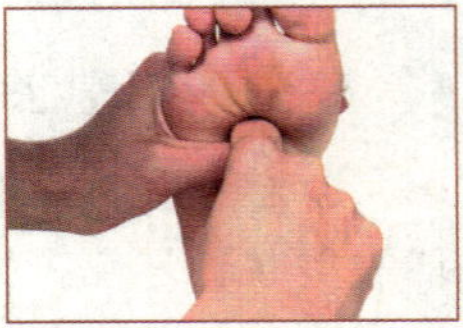

按摩手法／ 食指第1、2节指关节屈曲，其余四指握拳，另一手拇指深入屈曲的食指中，以食指第1节指关节为着力点。

操作要领／ 以握拳的手腕为施力点，另一手拇指辅助以增加力度，其余四指固定足部。

应用部位／ 肾上腺、肾、垂体、生殖腺等反射区。

双指扣拳法

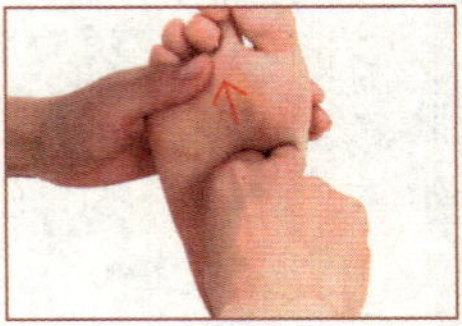

按摩手法／ 以手握拳，食、中二指屈曲，均使第1指关节突出，其余指握空拳。以食、中二指第1指间关节为着力点。

操作要领／ 腕关节施力点，以拇指固定在无名指上顶住弯曲的食、中二指，以防止滑动而影响疗效。

应用部位／ 胃、小肠、腹腔神经丛、肝等反射区。

拇指扣指法

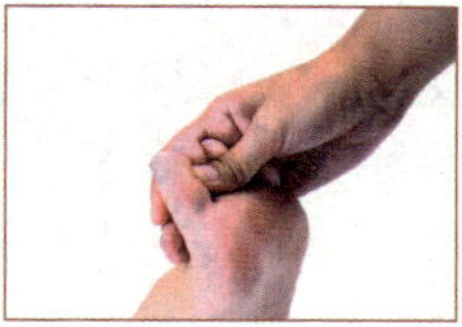

按摩手法／ 拇指屈曲与其余4指分开成圆弧状，以4指为固定点，以拇指顶端进行按揉或推刮。着力点为拇指指尖；施力部位在大鱼际及拇指掌指关节，其余4指固定加力。

操作要领／ 力量适中，勿按揉或推刮出皮肤皱褶。

应用部位／ 小脑、三叉神经、鼻、颈项、扁桃体等反射区。

单食指钩拳法

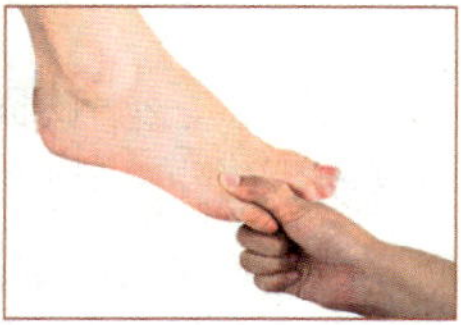

按摩手法／ 操作手的食指、拇指略张开，其余3指握成拳状，以拇指支撑固定于体表，用食指桡侧缘为着力点进行压刮。

操作要领／ 按摩者的拇指与食指相对用力，以增加压力。

应用部位／ 甲状腺、内耳迷路、胸部淋巴结、喉头

（气管）、内尾骨、外尾骨等反射区。

双拇指推掌法

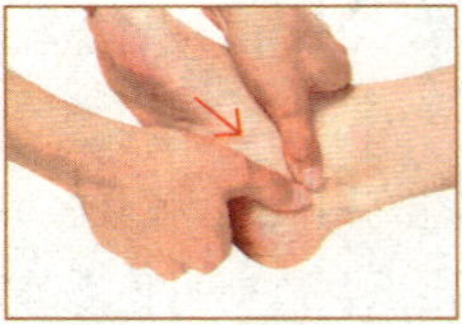

按摩手法/ 双手拇指与其余四指分开，四指贴附于体表起支撑作用，以拇指指腹着力于反射区，稍用力单向压推。

操作要领/ 以腕关节活动带动拇指操作。

应用部位/ 肩胛骨、横膈膜反射区，也可用于按摩前后的足部放松。

多指扣拳法

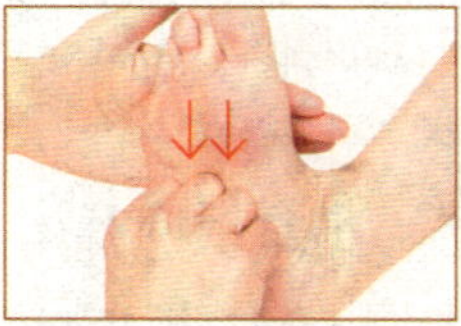

按摩手法/ 以食指、中指、无名指、小指屈曲的近端指关节来刺激穴位。

操作要领/ 一手要固定足部，另一手操作宜稳，避免滑动。

应用部位/ 小肠反射区。

双指钳法

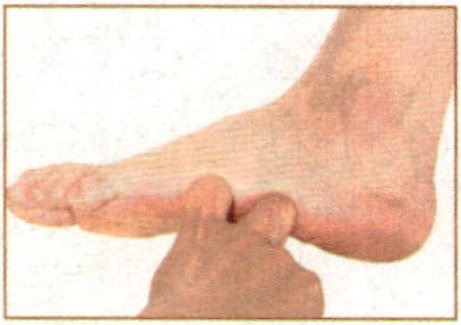

按摩手法/ 一手固定足部，另一手食指、中指弯曲成钳状

钳住足趾间穴位，挤压穴位。

操作要领/ 操作时以食指为着力点，中指起固定作用，根据不同部位调整力度。

应用部位/ 颈椎、甲状旁腺、肩关节等反射区。

推掌加压法

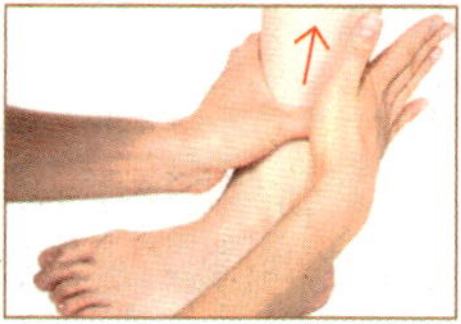

按摩手法/ 一手拇指与其余四指分开，以拇指指腹进行推按，另一手掌按压于拇指上，协助用力。

操作要领/ 操作的拇指与辅助的四指应协调配合，同时用力，推动时不可左右偏歪。

应用部位/ 足内侧反射区，如胸椎、腰椎等。

双拇指扣掌法

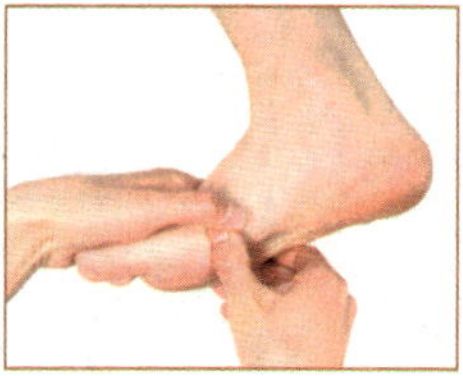

按摩手法/ 双手的拇指和其余四指张开，两拇指重叠，以拇指指腹进行压推。

操作要领/ 以腕关节为施力点，动作应保持缓慢柔和。

应用部位/ 生殖腺、肘关节、肩胛骨等反射区。

双手食指压刮法

按摩手法/ 以双手伸直或屈曲的食指桡侧缘来压刮

反射区。

操作要领/ 腕关节带动食指、中指、无名指、小指施加压力，以食指桡侧缘着力。

应用部位/ 胸部淋巴、内外踝下方的生殖腺反射区。

单手拳击法

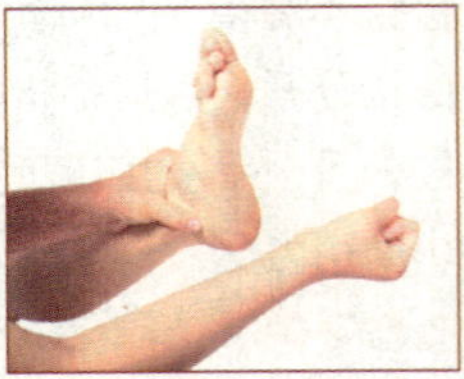

按摩手法/ 操作手五指弯曲成拳，手指自然松开，手腕伸直，用掌根叩击足底或其他部位。

操作要领/ 按摩者腕关节放松，用力要快速而短暂，垂直叩打足底，速度要均匀而有节律。

应用部位/ 足掌、足跟等。

拇、食指扣拳法

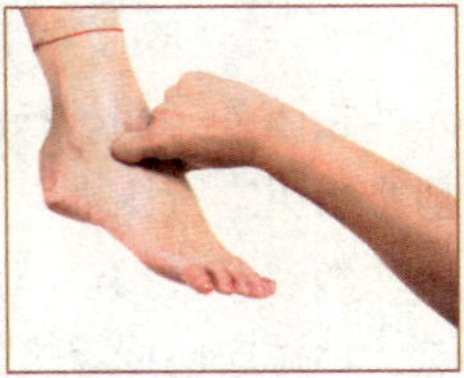

按摩手法/ 双手拇指、食指张开，拇指关节微曲，指腹朝前，食指第1指间关节弯曲成90°，其余3指握拳，以双手食指第1指间关节桡侧为着力点进行点揉。

操作要领/ 操作时以拇、食指及腕关节同时施力。本法刺激作用较强，力度应适当，频率要稍放慢。

应用部位/ 上、下身淋巴结等反射区。

手部按摩的禁忌

◎手部皮肤损伤及患皮肤疾病的人，不可进行按摩，如湿疹、烫伤以及一些开放性伤口。

◎患有某种传染性疾病的患者，如肝炎、结核病患者等不宜按摩。

◎急性软组织损伤导致的局部组织肿胀，如踝关节扭伤、韧带拉伤急性期等24小时内不可按摩。

◎各种骨折和关节脱位等禁止按摩。

◎各种容易引起出血的疾病，如血友病、白血病等不宜按摩。

◎有严重精神病，高血压，心、肝、脾、肺、肾功能不全的患者不宜按摩。

◎各种急症患者，如急性阑尾炎、胃穿孔、急性中毒等不宜按摩。

◎女性月经期及妊娠期均不宜按摩。

手部按摩的注意事项

◎按摩前要用热水洗手；常修剪指甲；将有碍操作的物品，如手表、戒指等预先摘掉。

◎应避免在过饥、过饱或过度疲劳时做保健按摩，饭前饭后1小时内不做按摩。

◎按摩时可选用润滑剂，如滑石粉、按摩

乳、精油等以加强疗效，防止皮肤破损。

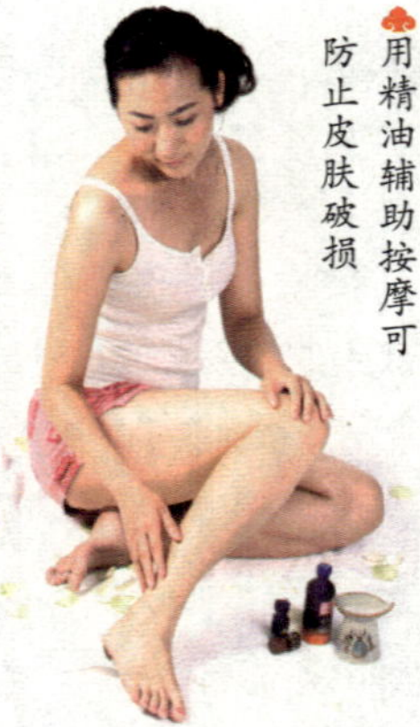

用精油辅助按摩可防止皮肤破损

◎治疗关节、软组织损伤病症时，应边做手法，边嘱咐患者活动病变的部位。

◎穴位较小时，可选用一些工具代替手指按摩。

◎腰部肾区不宜用重手法按摩，以免损伤肾脏。

◎对久病、慢性病进行按摩治疗时，手法要柔和。

◎自我保健按摩每日1～2次，每次20～30分钟，可在晨起前或晚上临睡前进行。

◎按摩时，一定要选择对双方都合适的姿势，同时要根据年龄和体质区别对待。老年人、体质较弱者多选择卧位或坐位，如果进行头部按摩、颈部按摩，还可以选择有靠背的坐位；对于婴幼儿，可采取家长抱坐的姿势进行操作。

◎按摩时，要根据被按摩者的年龄、体质、性别选择不同的按摩手法和力度。具体地说，老年人、儿童、女性用力要轻，青壮年、男性用力要重；体格瘦弱者用力要轻，体格强壮者用力要大一些。

◎对于急性的扭挫伤，并伴有出血的，至少观察24～48小时，待情况稳定后再进行按摩。

◎被按摩者在大怒、大喜、大悲、大恐的情况下，不能立即按摩。

足部按摩的禁忌

◎急性心肌梗死，严重的心、肝、肾衰竭等患者不宜按摩。

◎一些外科疾病，如急性阑尾炎、腹膜炎、肠穿孔、骨折、关节脱位等患者不宜按摩。

◎各种中毒，如煤气、药物、食物中毒，毒蛇、狂犬咬伤等患者不宜按摩。

◎传染性疾病，如肝炎、结核等患者不宜按摩。

◎各种严重出血性疾病，如脑出血、消化道出血、内脏出血、血友病等患者不宜按摩。

◎严重的精神病患者不宜按摩。

◎女性月经期和妊娠期身体虚弱，均不宜按摩。

足部按摩的注意事项

◎足部按摩前后，施受双方须饮300～500毫升温开水。

◎饭前30分钟、饭后1小时内不宜做足部按摩。

◎对月经不调、痛经者按摩要慎重，力度要轻。

◎被按摩者在服药治疗期间接受足部按摩不应停药。

◎有严重心脏病、肾病者及儿童、老年人按摩前后饮水不要超过150毫升。

◎按摩环境要保持安静、整洁、温度适宜，并保持空气流通，不要使被按摩者受凉、受寒。

◎按摩者的手要保持温暖。天气寒冷时，先将两手搓热或将手泡在热水中使之温暖。

◎避免压迫骨骼部位，防止骨膜发炎或出血肿胀。

◎老人骨骼变脆、关节僵硬，小儿皮肤娇嫩、骨骼柔细，按摩时均不可用力过度，只可用指腹轻揉足部反射区。

◎按摩者在操作前一定要修剪指甲，保持手的清洁卫生，拿下戒指、手表等硬物，以免划伤被按摩者。

◎按摩前，最好先用热水或中药泡脚20～30分钟，以增强敏感度，提高疗效。

◎按摩时，可配合使用按摩介质（如按摩膏），不仅可以保护按摩者的手和被按摩者的足，还可以通过选择适当的药物介质以加强治疗作用，但不能涂抹过多。

◎按摩时，双足不要直对电风扇或过堂风；按摩后，双足不要立刻接触冷水。

第二章

手针穴及手部反射区

SHOUZHENXUE JI SHOUBU FANSHEQU

手部按摩是一种自然疗法，主要是通过对手部进行按摩达到防病、治病的目的。虽然目前手部按摩无论是在理论上还是在应用上都尚不完善，但在某些领域上，它已经充分彰显了独特优势。

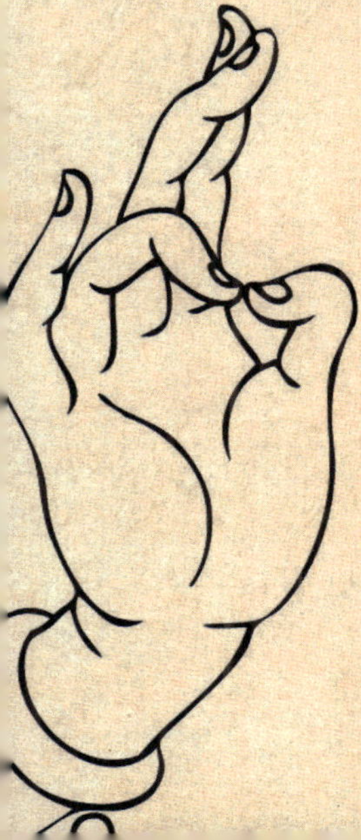

手针穴

胃肠点

定位/ 手掌面，劳宫与大陵连线的中点处。

适用/ 急慢性胃炎、胃溃疡、消化不良、胆道蛔虫症等胃肠道疾病。

按摩方法/ 拇指按揉或用1束牙签或笔尖扎刺，反复多次进行效果最好。

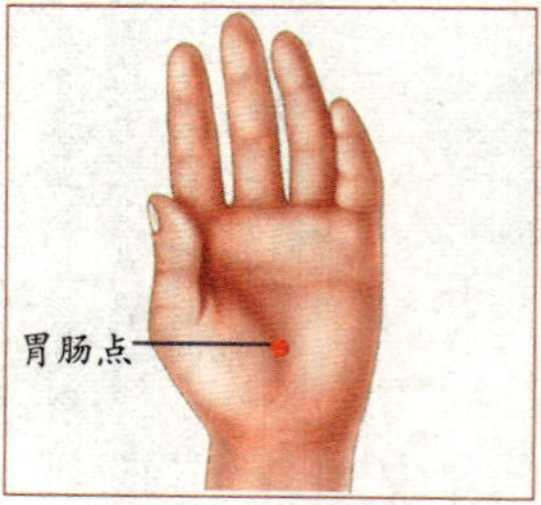

小肠点

定位/ 手掌面，食指近端指间关节横纹中点。

适用/ 腹泻等小肠疾病。

按摩方法/ 用拇指或中指指尖按压此穴或拇指、食指夹持捻揉，至穴位变红变热。

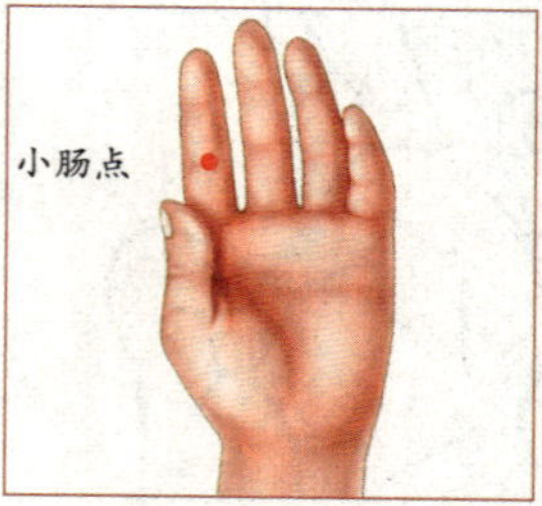

大肠点

定位/ 手掌面，食指远端指间关节横纹中点。

适用/ 便秘等大肠疾病。

按摩方法/ 用拇指或中指指尖按压此穴或拇指、食指夹持捻揉，至穴位变红变热。

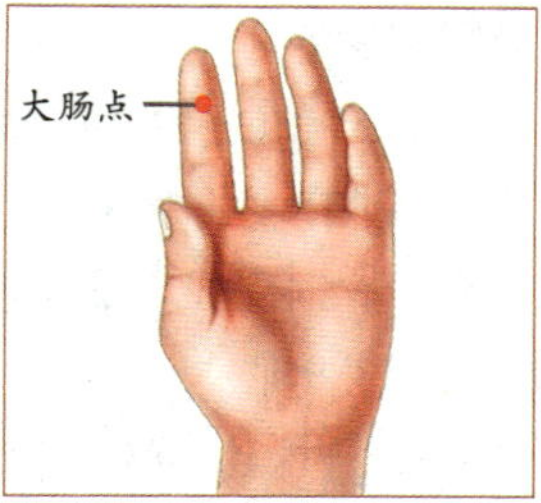

足跟痛点

定位/ 手掌面，大陵与胃肠点连线的中点处。

适用/ 足跟部痛。

按摩方法/ 用拇指或中指指尖按压此穴，至穴位变红变热，或用艾条灸反射区，以透热为度。

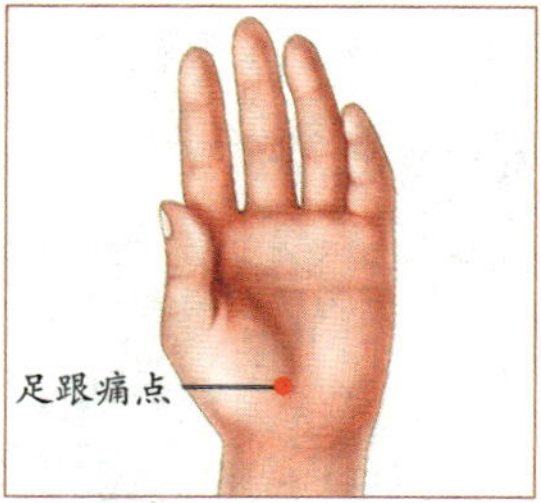

脾点

定位/ 手掌面，拇指指间关节横纹中点处。

适用/ 腹胀痛、腹泻肠鸣、面色萎黄、水肿等。

按摩方法/ 用拇指或中指指尖按压此穴或拇指、食指夹持捻揉，至穴位变红变热。

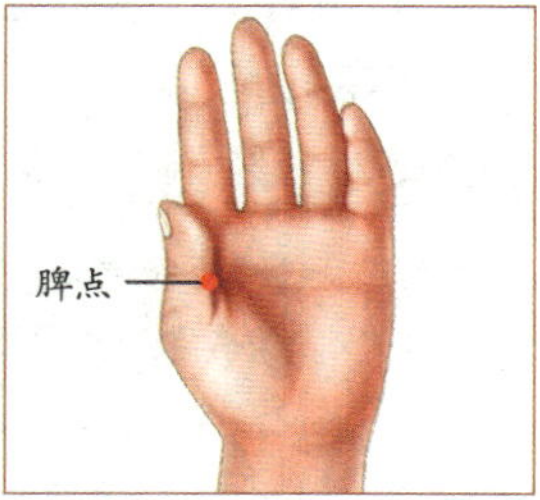

心点

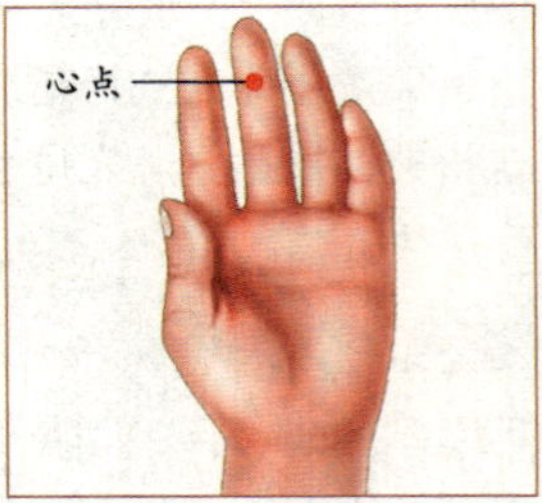

定位/ 手掌面，中指远端指间关节横纹的中点处。

适用/ 冠心病、心绞痛等心血管疾病。

按摩方法/ 用拇指或中指指尖按压此穴，至穴位变热，或用圆珠笔端在反射区痛点处点刺。

三焦点

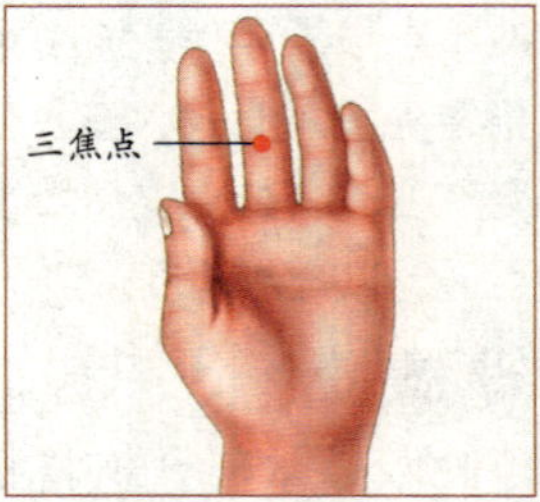

定位/ 手掌面，中指近端指间关节横纹处。

适用/ 胸腔、腹腔等症。

按摩方法/ 用拇指或中指指尖按压此穴，至穴位变红变热。

肝点

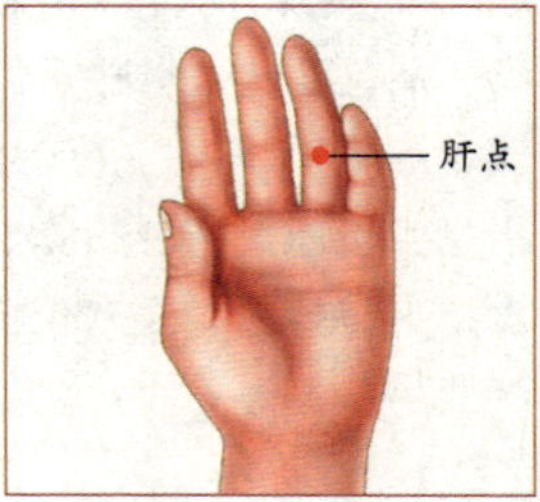

定位/ 手掌面，无名指近端指间关节横纹的中点处。

适用/ 胁肋部疼痛、头痛、烦躁易怒、口苦、黄疸等肝胆病症。

按摩方法／ 用拇指或中指指尖按压此穴，或拇指、食指夹持捻揉，至穴位变红变热。

喘点（咳嗽点）

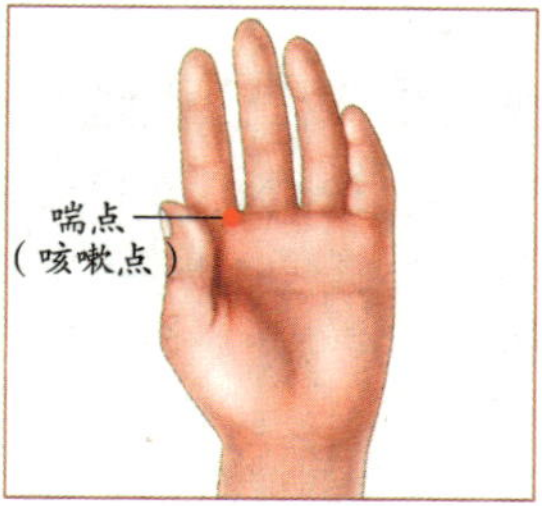

定位／ 手掌面，食指掌指关节横纹靠近尺侧处。

适用／ 神经性头痛等。

按摩方法／ 用拇指或食指的尖端按压此穴，或者用艾条灸疗效较好，每次3～5分钟。

肺点

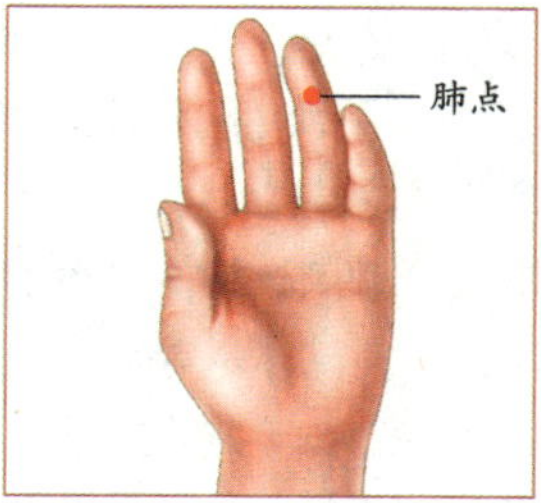

定位／ 手掌面，无名指远端指间关节横纹中点处。

适用／ 胸闷、咳喘、呼吸困难、荨麻疹等。

按摩方法／ 用拇指或中指指尖按压此穴，至穴位变红变热。

命门点

定位／ 手掌面，小指近端指间关节横纹中点处。

适用/ 阳痿、早泄、前列腺炎、前列腺增生、月经不调等生殖系统疾病。

按摩方法/ 用拇指或食指尖端按压此穴。

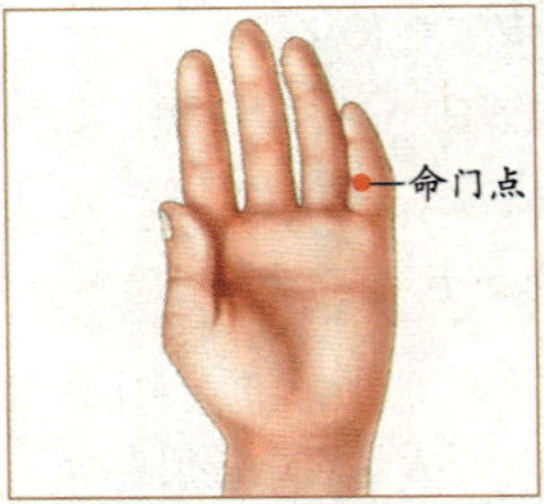

肾点（夜尿点）

定位/ 手掌面，小指远端指间关节横纹中点处。

适用/ 遗尿、尿频、腰膝酸痛等。

按摩方法/ 用拇指或中指指尖按压此穴，至穴位变红变热。

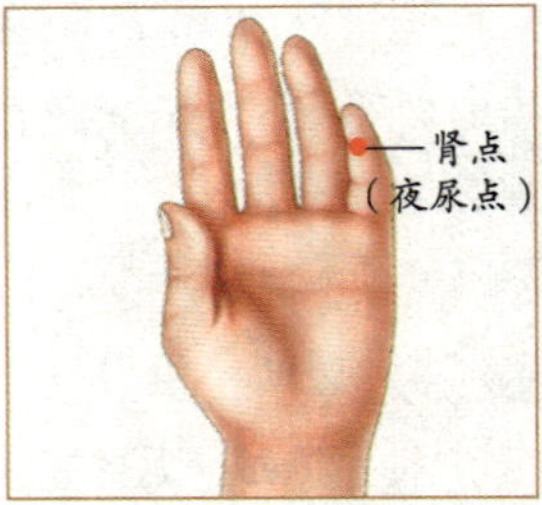

咽喉点

定位/ 手掌面，拇指掌指关节横纹的中点处。

适用/ 咽喉肿痛、慢性咽炎、扁桃体炎等。

按摩方法/ 用拇指或中指指尖按压此穴，或拇指、食指夹持捻揉，至穴位变红变热。

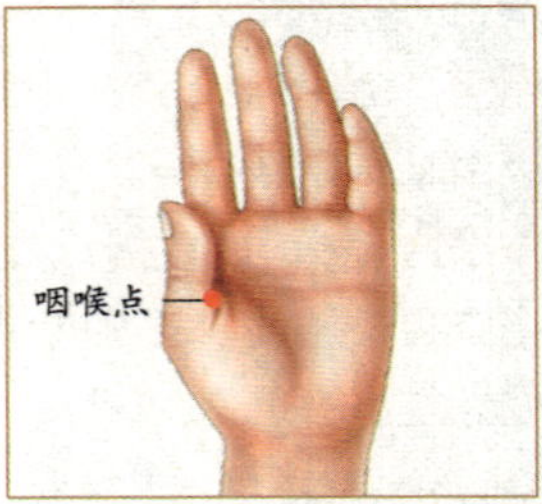

哮喘新穴

定位/ 手掌面，第4、5掌指关节之间的中间。

适用/ 哮喘、支气管炎等呼吸系统疾病。

按摩方法/ 用拇指或食指尖端按压此穴，或用艾条灸疗效也较好，每次3～5分钟。

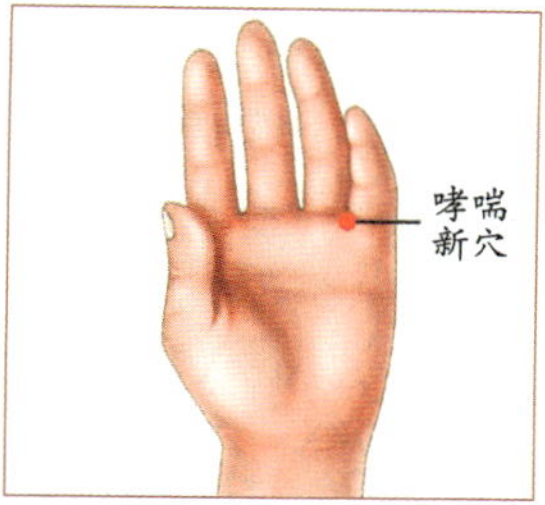

定惊点

定位/ 手掌面，大鱼际和小鱼际交接处的中点。

适用/ 小儿惊风、高热、惊厥等。

按摩方法/ 用拇指指腹按揉此穴，逐渐用力。

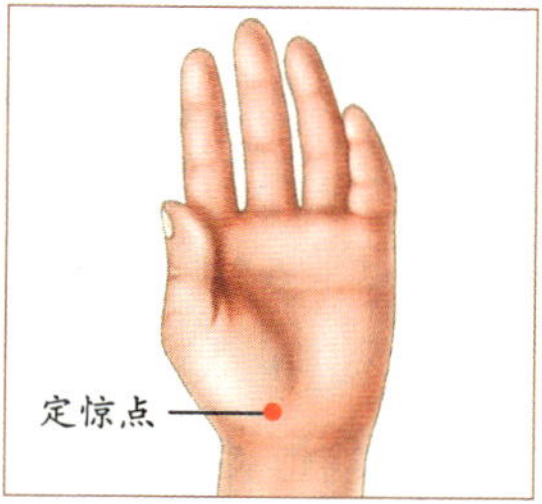

疟疾点

定位/ 第1掌骨与腕关节交接处，大鱼际桡侧缘，赤白肉际处。

适用/ 疟疾、热病等。

按摩方法/ 用拇指指腹向第1掌骨方向按压此穴，疗效较好，每次3～5分钟。寻找此穴的病理反射点可用单根牙签的锐利尖头，在病理反射区部位轻轻刺探，一经发现病理刺痛点，就可在该点用单根牙签反复扎刺。

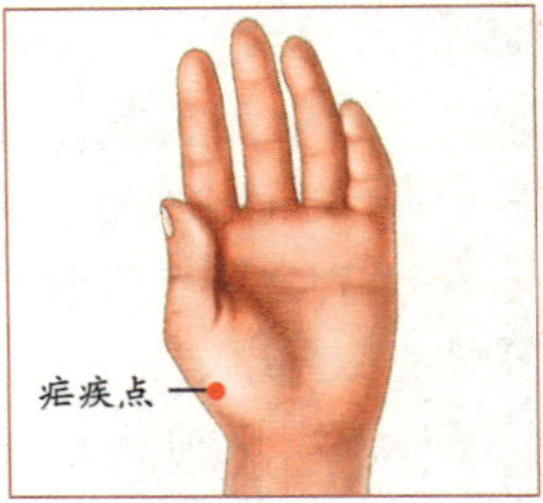

急救点

定位/ 中指的尖端，即中冲穴。

适用/ 热病昏迷、中暑、晕眩突然晕倒、不省人事等症。

按摩方法/ 指甲用力扣掐，或用牙签或圆珠笔端重刺，以不刺破皮肤为宜。

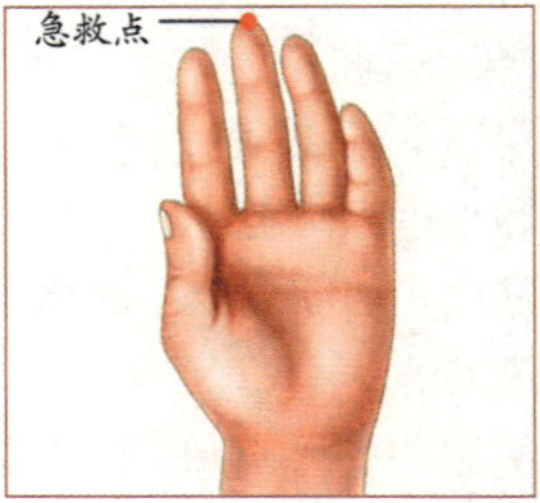

腓肠点

定位/ 小指中节指骨的中点处。

适用/ 下肢痉挛等。

按摩方法/ 寻找此穴的病理反射点可用单根牙签的锐利尖头，在病理反射区部位轻轻刺探，一经发现病理刺痛点，就可在该点

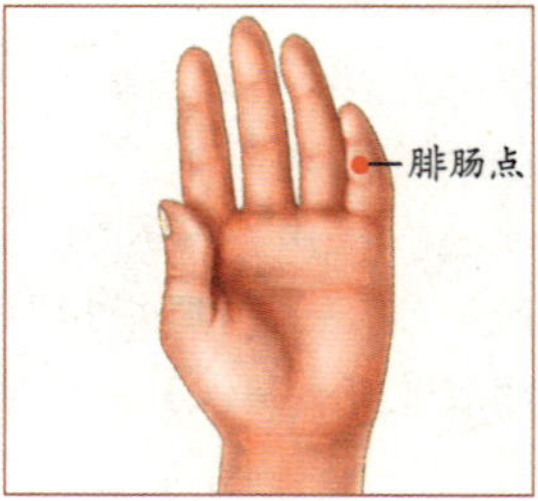

用单根牙签反复扎刺。

肺点

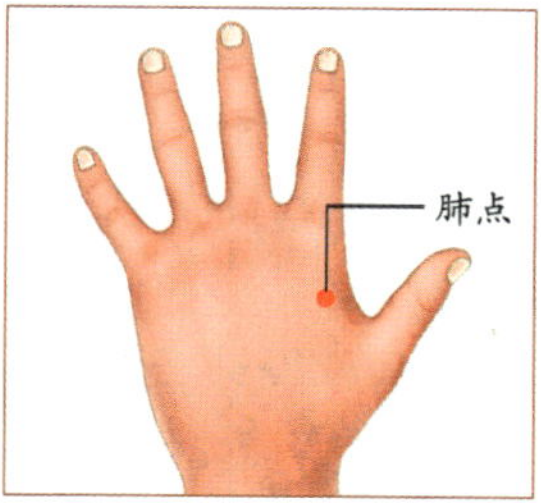

定位/ 手背第2掌骨中点桡侧缘。

适用/ 胸闷、咳喘等。

按摩方法/ 拇指、食指夹持穴位进行捻揉，至穴位变红变热。

胸点

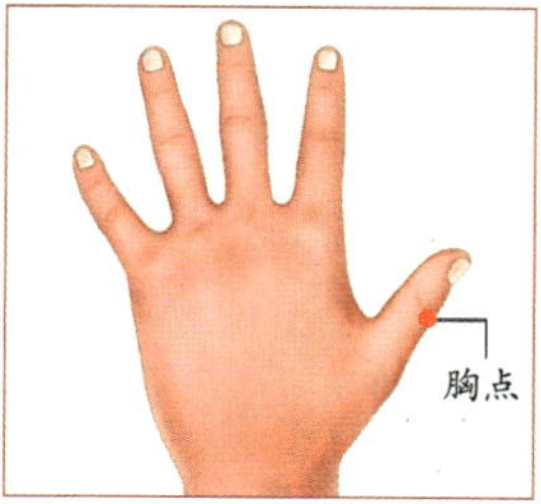

定位/ 手背拇指指间关节桡侧，靠近赤白肉际处。

适用/ 胸痛、癫痫等。

按摩方法/ 拇指、食指夹持穴位进行捻揉，至穴位变红变热。

偏扶点

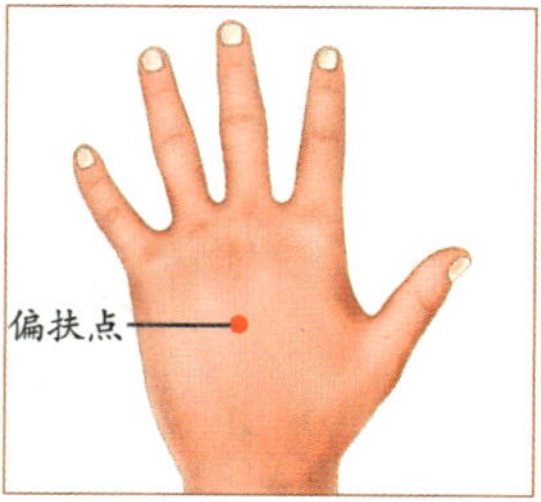

定位/ 手背部，第3掌骨上，腰肌点旁0.25寸。

适用/ 半身不遂、中风偏瘫后遗症等。

按摩方法/ 用拇指或中

指指尖按压，或用圆珠笔端或牙签点刺，约2分钟，以不刺破皮肤为宜。

腰肌点

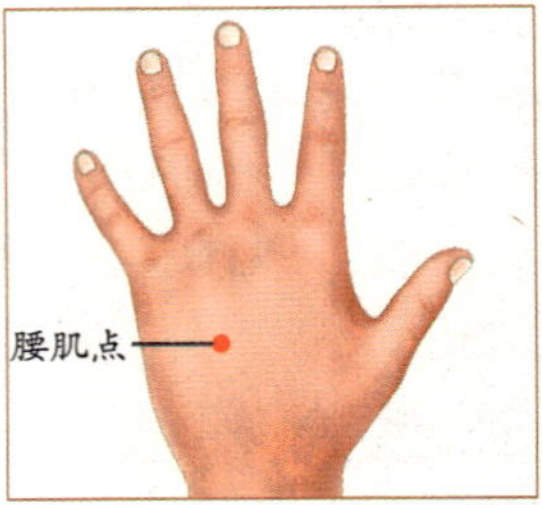

定位/ 手背第3、4掌骨之间，掌指关节后约2.5寸处。

适用/ 急慢性腰扭伤、腰肌劳损等腰痛病症。

按摩方法/ 用拇指或中指指尖按压，或用牙签点刺，至穴位变红变热。

踝点

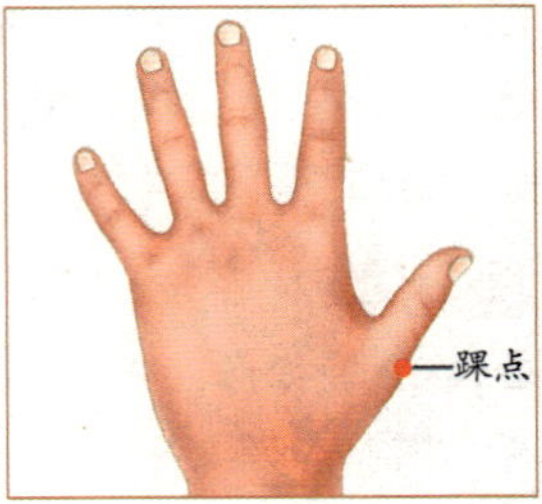

定位/ 手背拇指掌指关节桡侧缘中点，赤白肉际处。

适用/ 踝关节痛、踝关节扭伤、风湿性关节炎等。

按摩方法/ 用拇指指尖按压此穴，至穴位变热。

颈中

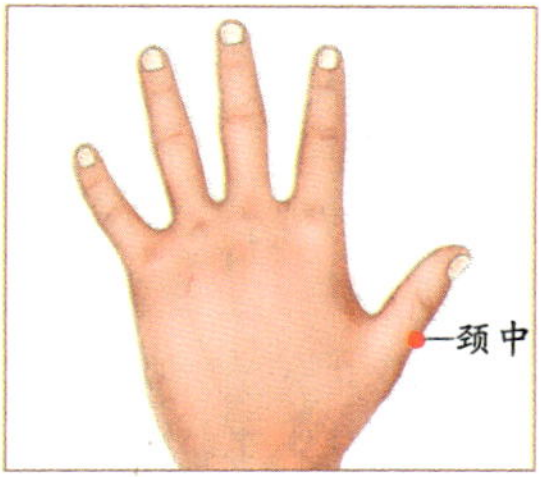

定位/ 手背大拇指中线，第1指骨中点处。

适用/ 落枕、颈项强硬疼痛等。

按摩方法/ 用拇指或中指指尖按压此穴，至穴位变红变热。

再创

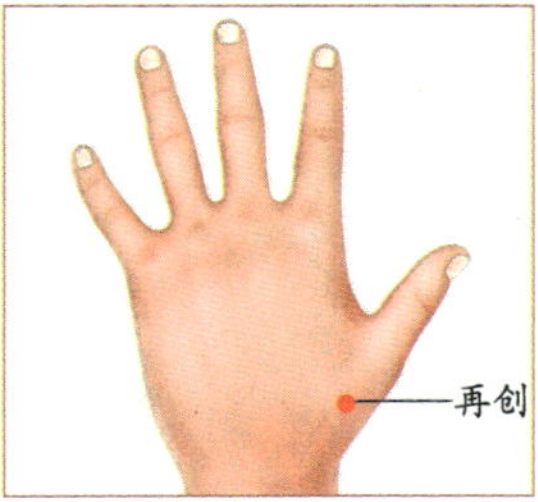

定位/ 在手背侧，第1掌骨、第2掌骨结合部的凹陷处。

适用/ 中风偏瘫等病症。

按摩方法/ 用拇指或中指指尖按压此穴。

后头点

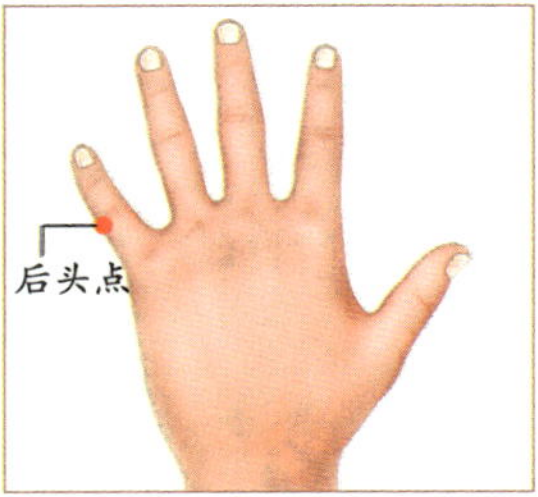

定位/ 小指近端指间关节尺侧，赤白肉际处。

适用/ 此穴是缓解神经性后头痛的特效穴，还可以用于脊背痛、扁桃体炎、呃逆、臂痛等。

按摩方法/ 拇指、食指

夹持穴位进行捻揉，至穴位变红变热。

前头点

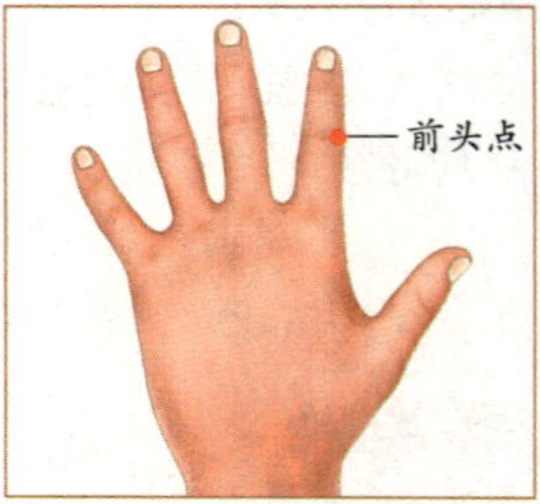

定位/ 位于食指近端指间关节的桡侧，赤白肉际处。

适用/ 踝关节疼痛等。

按摩方法/ 拇指、食指夹持穴位进行捻揉，至穴位变红变热。

偏头点

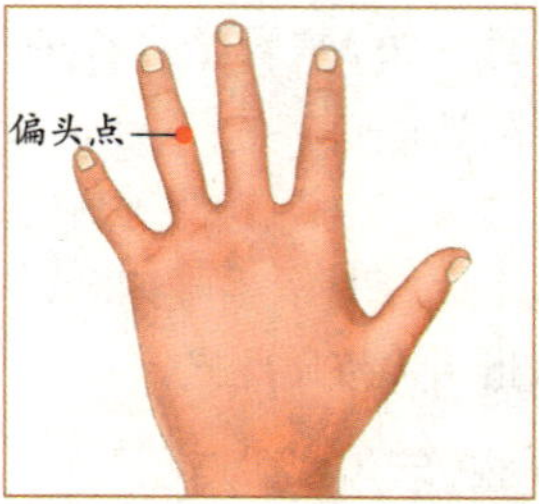

定位/ 位于手背，无名指近端指间关节的桡侧，赤白肉际处。

适用/ 治疗偏头痛、胸胁痛等。

按摩方法/ 拇指、食指夹持穴位进行捻揉，至穴位变红变热。

会阴点

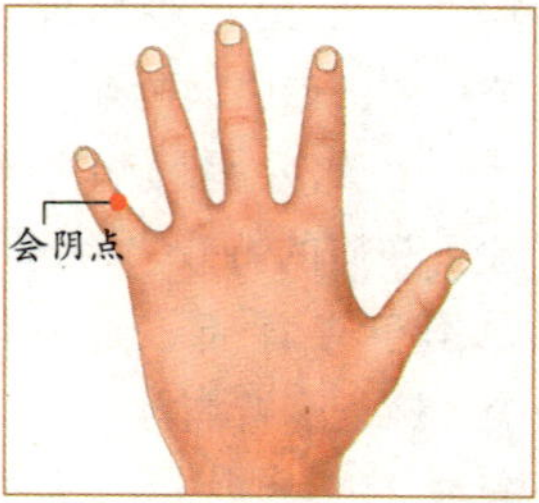

定位/ 位于小指近节指间关节的桡侧，赤白肉际处。

适用／ 会阴部痛、痛经、白带过多等泌尿、生殖系统疾病。

按摩方法／ 拇指、食指夹持穴位进行捻揉，至穴位变红变热。

坐骨神经点

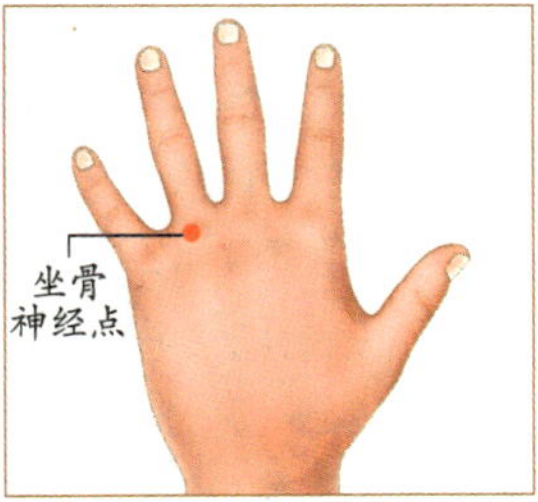

定位／ 第4、5掌指关节之间，靠近第4掌指关节处。

适用／ 坐骨神经痛等。

按摩方法／ 用拇指或中指指尖按压此穴，或用圆珠笔端、按摩棒点按，至穴位变红变热，坚持每日数次。

升压点

定位／ 腕背横纹中点处。

适用／ 低血压、眩晕、休克等。

按摩方法／ 用拇指或中指指尖按压此穴3~5分钟，至穴位变红变热；亦可用艾条灸，感觉热力能穿透皮下，不灼伤皮肤为宜。

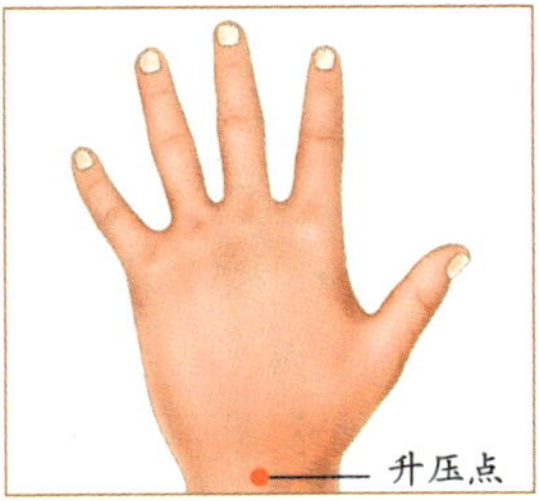

腹泻点

定位/ 手背，第3、4掌指关节后方约1寸处。

适用/ 腹痛、腹泻等。

按摩方法/ 用拇指或中指指尖或牙签末端按压此穴，至穴位变红变热。亦可用艾条灸，以透热为度，避免灼伤皮肤。

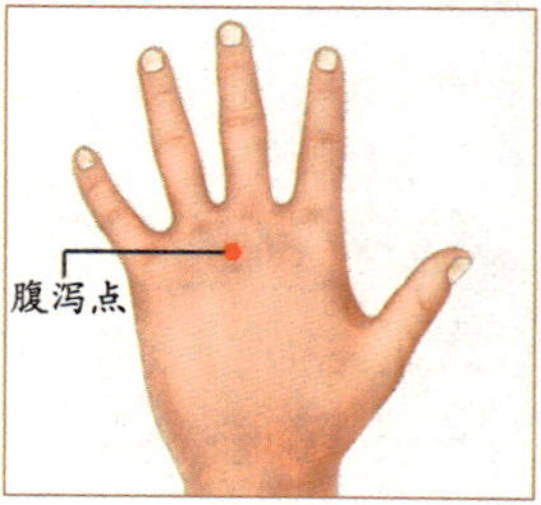

后合谷

定位/ 第1、2掌骨结合部前方凹陷处。

适用/ 神经性头痛等。

按摩方法/ 在反射区的压痛点用按摩棒点按，每日数次。

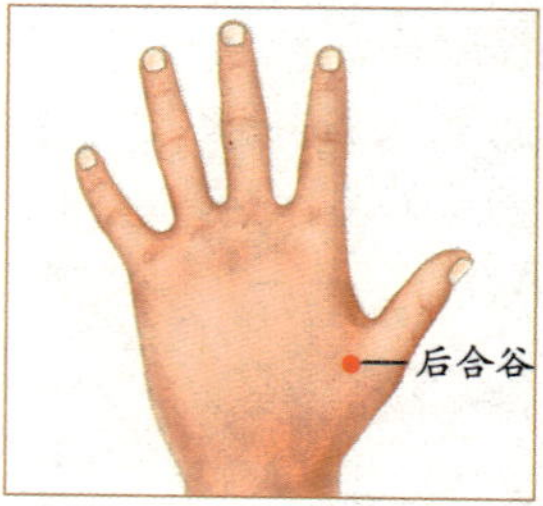

息喘

定位/ 手背侧，第2、3指之间，赤白肉际处。

适用/ 急慢性支气管炎、支气管哮喘等病。

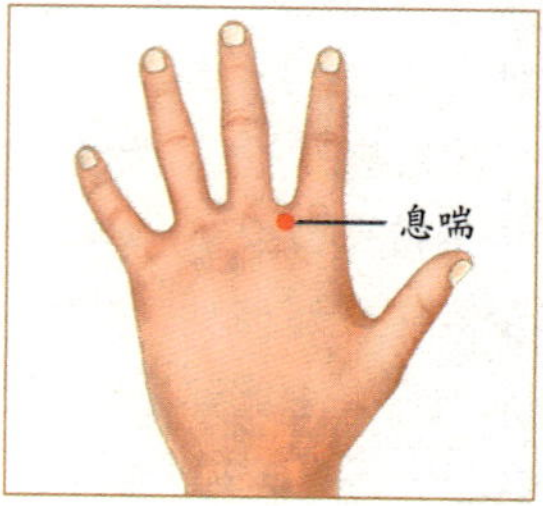

按摩方法/ 拇指、食指夹持穴位进行捻揉，或用圆珠笔端或牙签点刺，约2分钟，以不刺破皮肤为宜。

胸骨

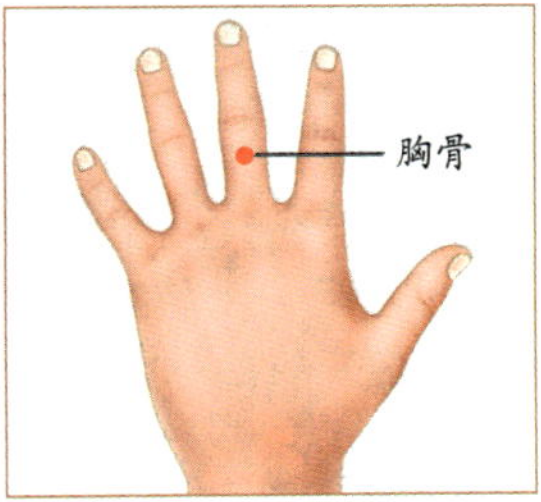

定位/ 手背侧，中指中线上第1节指骨中点处。

适用/ 胸部疼痛等疾病。

按摩方法/ 拇指、食指夹持穴位进行捻揉，至穴位变红变热。

牙痛点

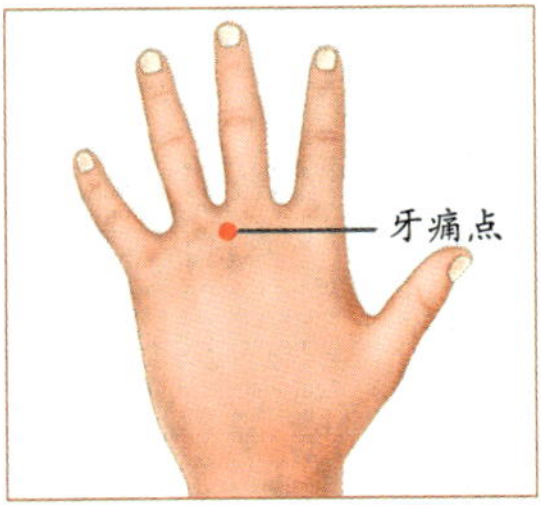

定位/ 手背侧，第3、4指之间，赤白肉际处。

适用/ 牙痛、下颌关节疼痛等。

按摩方法/ 拇指、食指夹持穴位进行捻揉。

脊柱点

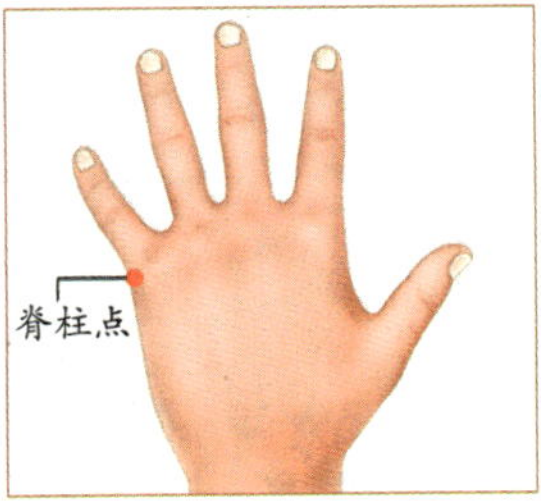

定位/ 小指掌指关节的尺侧，赤白肉际处。

适用/ 耳鸣、耳聋等。

按摩方法/ 用拇指或中

指指尖按压此穴3～6分钟，至穴位变红变热。

眼点

定位/ 在拇指指间关节尺侧，赤白肉际处。

适用/ 目赤肿痛等眼病。

按摩方法/ 拇指、食指夹持穴位捻揉。

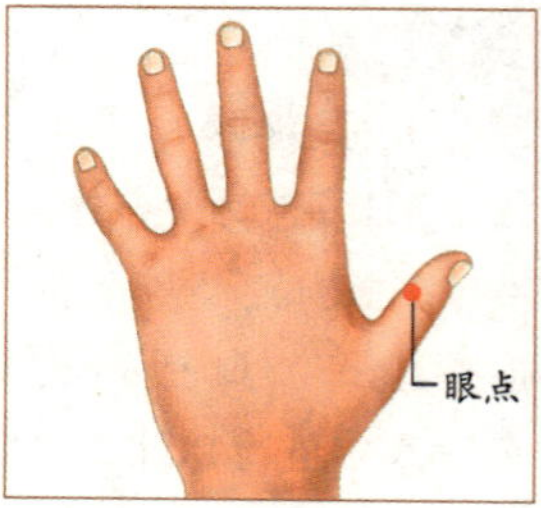

耳点

定位/ 手背侧，第2掌指关节最高点。

适用/ 耳聋等耳部疾病。

按摩方法/ 用拇指或中指指尖按压此穴，至穴位变红变热。

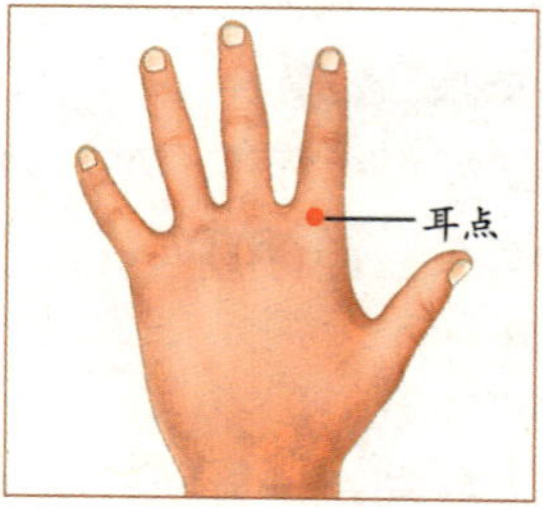

间鱼

定位/ 手背侧，第3、4指之间，牙痛点的上方。

适用/ 倦怠、嗜睡等神经系统病症。

按摩方法/ 用圆珠笔端或牙签尖点刺，约2分钟，

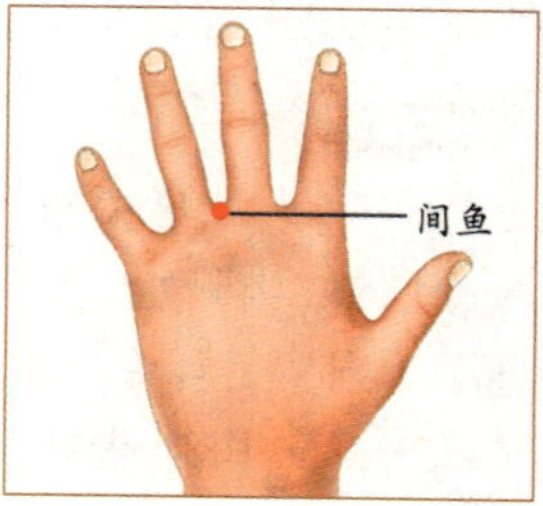

以不刺破皮肤为宜。

腹上

定位/ 手背部，第4指中线上，近指关节中点处。

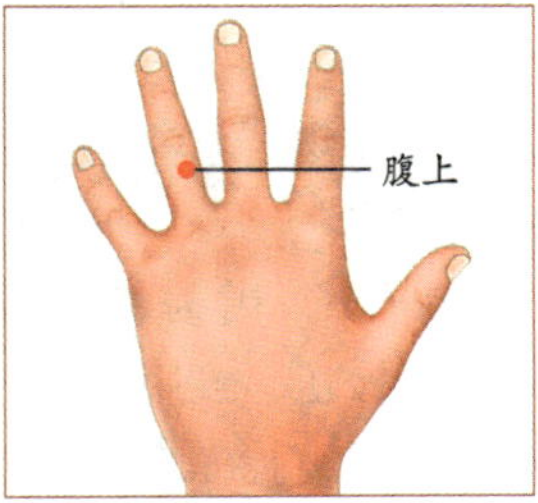

适用/ 腹胀腹痛、肠鸣腹泻、阳痿早泄等病症。

按摩方法/ 用拇指或食指尖端按压此穴，或用牙签在病理反射区刺探，用单根牙签反复扎刺。或用艾条灸疗效也较好，每次3~5分钟。

肩点

定位/ 手背部，第2指掌指关节桡侧，赤白肉际处。

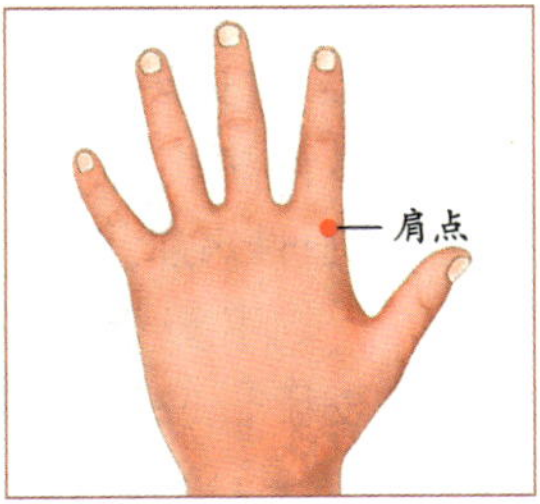

适用/ 具有预防和治疗肩部疾病的疗效。可治疗肩周炎及其他肩部疾病；老年人经常按摩此穴，可预防肩部疾病。

按摩方法/ 拇指、食指夹持穴位进行捻揉，至穴位变红变热。

胞门

定位/ 手背部，第4、5掌骨之间，中渚穴后0.75寸。

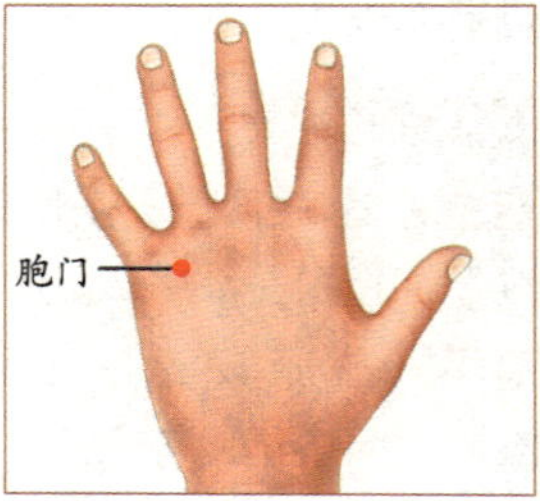

适用/ 不孕、月经不调、遗精、阳痿、早泄等生殖系统病症。

按摩方法/ 用拇指或中指指尖按压，或用单根牙签的锐利尖头在病理反射区刺探，一经找准病理刺痛点即可在该点用单根牙签反复扎刺，约2分钟，以不刺破皮肤为宜。如欲强化疗效也可在病理反射区加用艾灸。

止血点

定位/ 手背部，第4掌骨与腕背横纹的交点处。

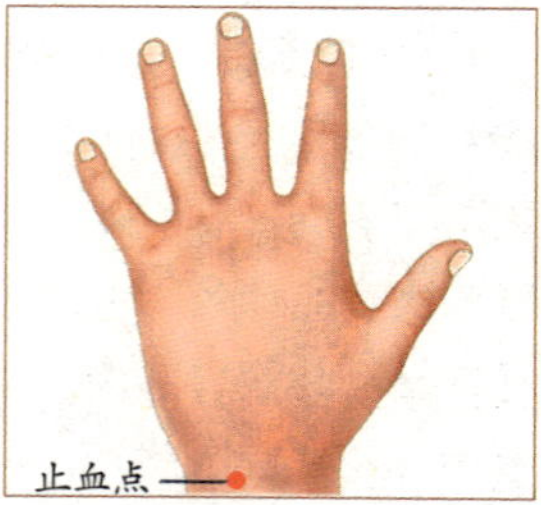

适用/ 多种扭伤性疾病和各种出血性病症。

按摩方法/ 用拇指或中指指尖按压，或用圆珠笔端或牙签点刺，约2分钟，以不刺破皮肤为宜。亦可加用艾条灸，感觉热力能穿透皮下，不灼伤皮肤为宜，病症发作期可以连续应用。

大脑

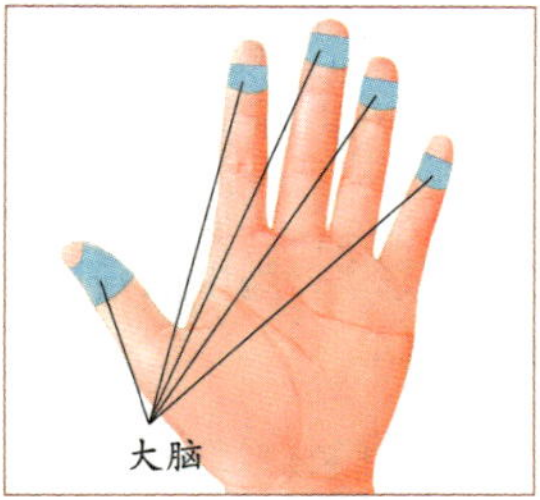

定位/ 双手掌侧，十个手指末节的螺纹面。

适用/ 头昏、头痛、高血压等神经衰弱症。

按摩方法/ 由指尖向指根方向揉捏或推按10～30次。

额窦

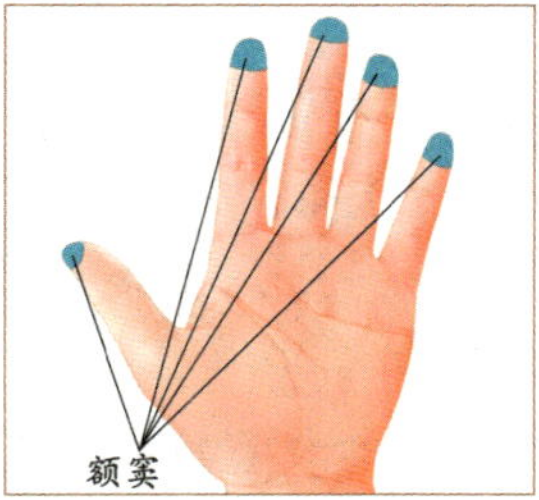

定位/ 双手掌面，十个手指的顶端约1厘米范围内。左额窦的反射区在右手上，右额窦的反射区在左手上。

适用/ 头晕、头痛、失眠；眼部、耳部、鼻及鼻窦的疾患。

按摩方法/ 用牙刷柄或拇指指端在反射区上点按20～30次。

垂体

定位/ 在双手拇指指腹中央，即大脑反射区的深处。

适用/ 甲状腺、肾上腺、性腺等腺体功能失调所致疾病，如小儿生长发育不良、更年期综合征、骨质疏松、高血压等。

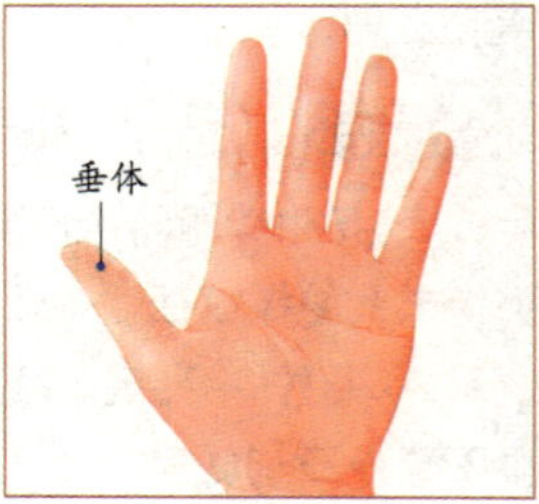

按摩方法/ 用牙刷柄点按，或拇指指甲点按或掐按20～30次。

鼻

定位/ 手掌侧拇指末节指腹桡侧的中部。左侧鼻部反射区在右手上，右侧鼻部反射区在左手上。

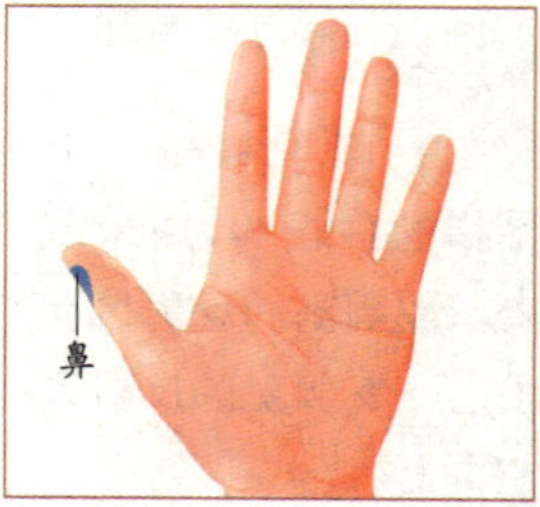

适用/ 鼻塞、鼻炎、鼻出血、头痛、头晕等。

按摩方法/ 用力掐揉或点按20～30次。

小脑、脑干

定位/ 双手掌侧，拇指指腹的侧面，即拇指末节指骨体近端1/2尺侧缘。左小脑、脑干反射区在右手上，右小脑、脑干反射区在左手上。

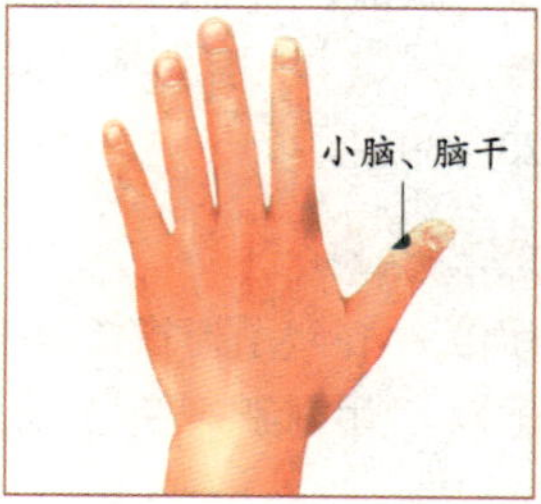

适用/ 头晕、头痛、记

忆力减退、失眠、震颤麻痹等。

按摩方法／ 从指尖分别向指根用力推按20～40次。

三叉神经

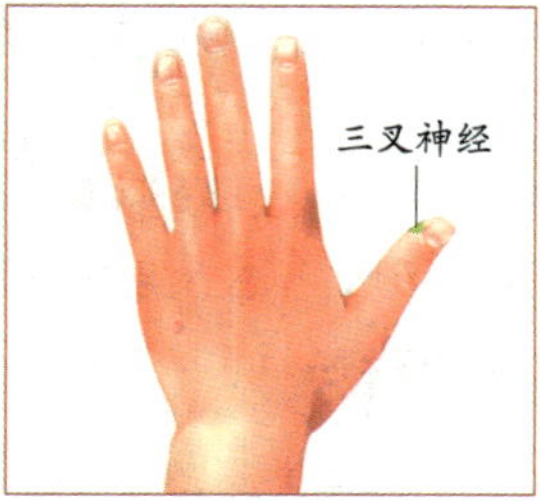

定位／ 位于双手掌面，拇指指腹的尺侧缘远端处，即拇指末节指腹远端1/2尺侧缘。左三叉神经反射区在右手上，右三叉神经反射区在左手上。

适用／ 三叉神经痛、面瘫、偏头痛、眼眶痛等。

按摩方法／ 向虎口方向推按或掐按30次左右。

眼

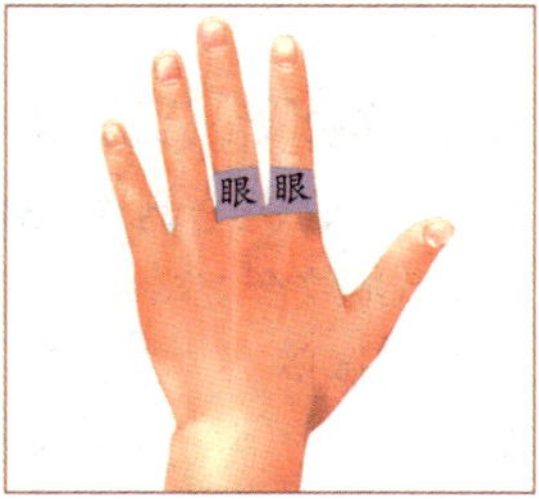

定位／ 位于双手手掌和手背第2、3指的指根部。左眼反射区在右手上，右眼反射区在左手上。

适用／ 结膜炎、青光眼、白内障、近视等。

按摩方法／ 按压反射区敏感点20～30次，有麻胀感最佳；或由桡侧向尺侧推按，掌面和掌背各按数次。

耳

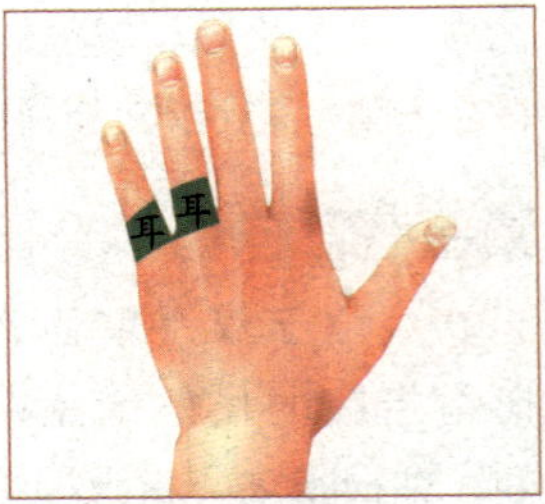

定位/ 在双手手掌的第4、5指根部。左耳反射区在右手上，右耳反射区在左手上。

适用/ 晕车、晕船等。

按摩方法/ 在反射区的敏感点用力按压30次。

心脏

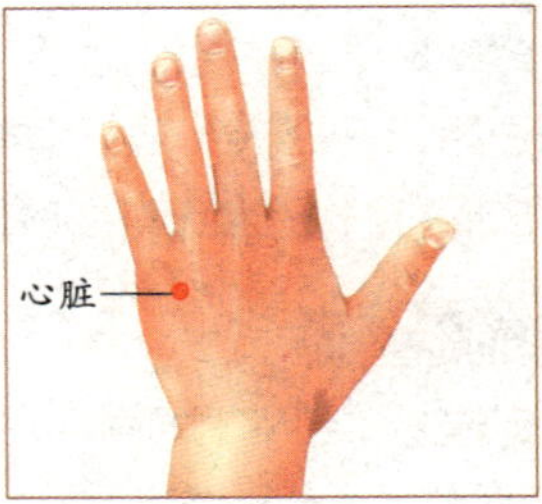

定位/ 左手尺侧，手掌及手背部第4、5掌骨之间，近掌骨头处。

适用/ 心脏疾病等。

按摩方法/ 向手指方向推按20～30次。

胸腔呼吸器官区

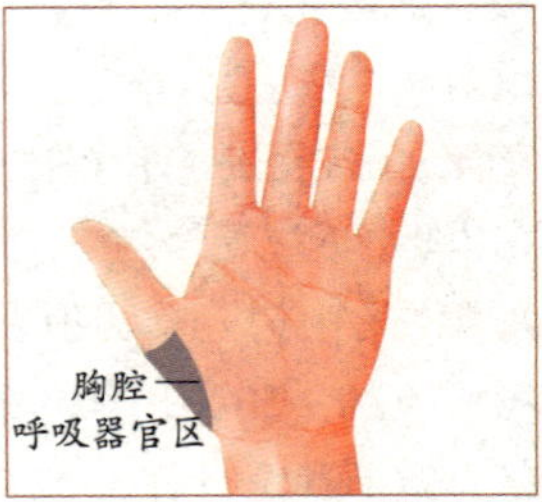

定位/ 双手的掌侧，拇指指间关节横纹至腕横纹区域。

适用/ 胸闷、气管炎等。

按摩方法/ 由反射区外侧向腕部横纹处推按10～30次。

颈项

定位/ 在双手拇指近节掌侧和背侧。

适用/ 颈项僵硬、酸痛、头晕、消化道疾病等。

按摩方法/ 向指根方向全方位推按10次，每日数次。

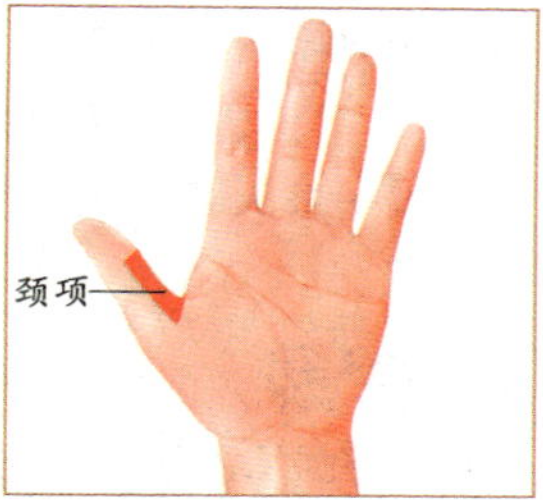

斜方肌

定位/ 手掌正面，在眼、耳的反射区下方，是一横带状区域。

适用/ 颈部、颈椎病等。

按摩方法/ 由尺侧向桡侧推按或点按20次。

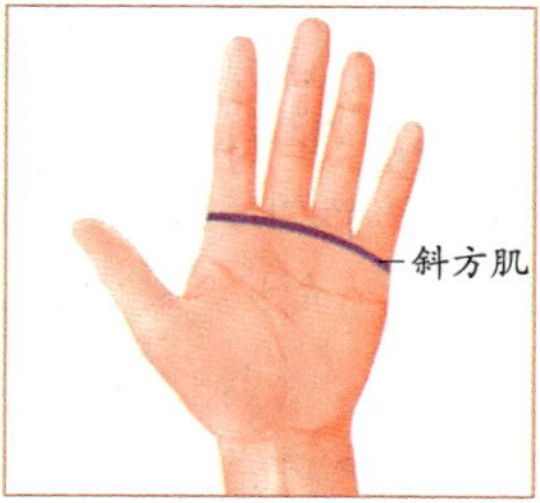

肺、支气管

定位/ 肺的反射区位于双手的掌侧，横跨第2、3、4、5掌骨，靠近掌指关节区域；支气管的反射区位于中指第3节指骨，中指根部为反射敏感点。

适用/ 肺及支气管的疾

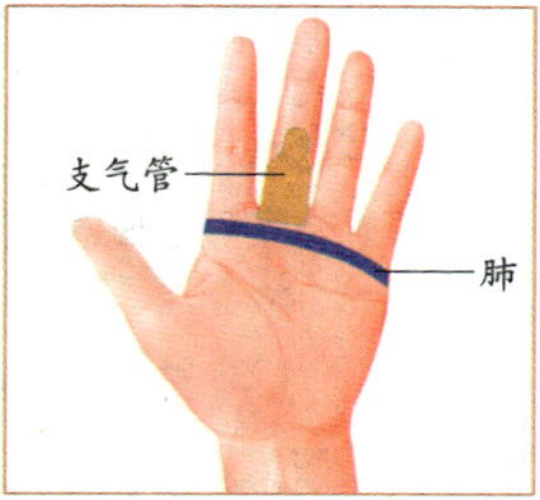

病，如肺炎、气管炎等。

按摩方法/ 从尺侧向桡侧推按20次；由中指根部向指尖方向推按10～30次，掐按中指根部敏感点20～30次为宜。

颈肩区

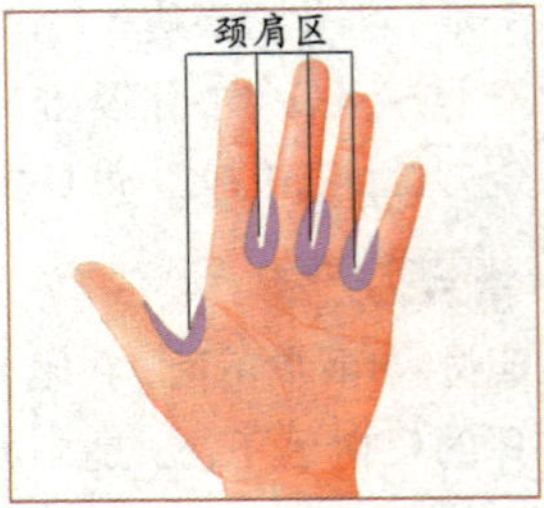

定位/ 在双手的十指根部近节指骨的两侧及各掌指关节结合处。双手的背面为颈肩后区，双手的掌面为颈肩前区。

适用/ 各种颈椎病所致的头晕、头痛、头皮发麻，恶心、呕吐、视物模糊等。

按摩方法/ 由反射区向指根部用力推按10～20次。

胃脾大肠区

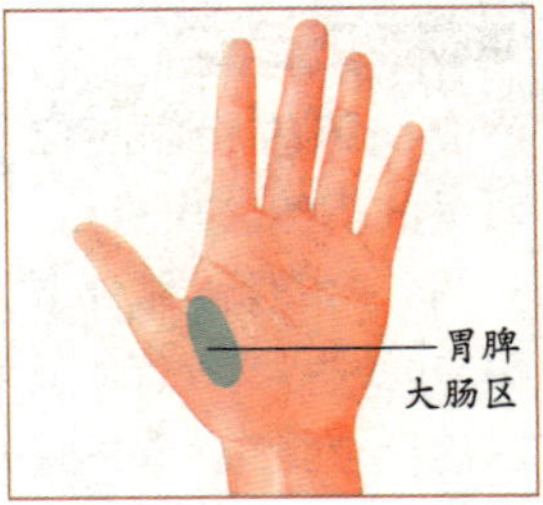

定位/ 在手掌面，第1、2掌骨之间的椭圆形区域处。

适用/ 胃炎、消化不良、食欲不振、腹胀、腹泻、贫血、皮肤病等。

按摩方法/ 在反射区的刺痛点反复点刺或掐揉20～30次，至有热胀感为宜。

直肠、肛门

定位／ 双上肢前臂桡侧远端，约3指的带状区域。

适用／ 内痔、外痔、肛裂、大便燥结、脱肛等。

按摩方法／ 用力向手腕方向推按40次，每日数次。

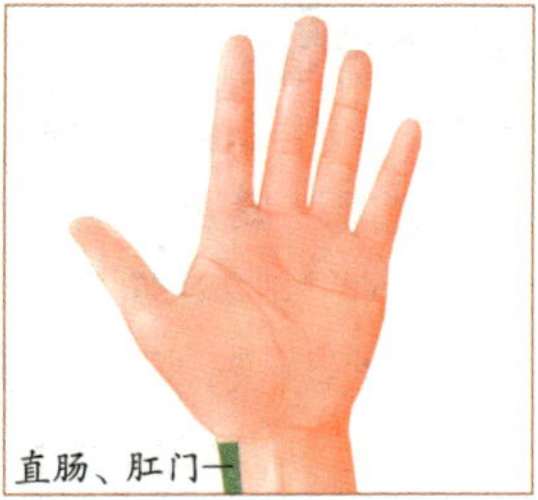

脊柱

定位／ 双手的第5掌指关节尺侧的赤白肉际处。

适用／ 腰痛、尾骶痛等。

按摩方法／ 在反射区的敏感点用力掐按20～30次，每日数次。

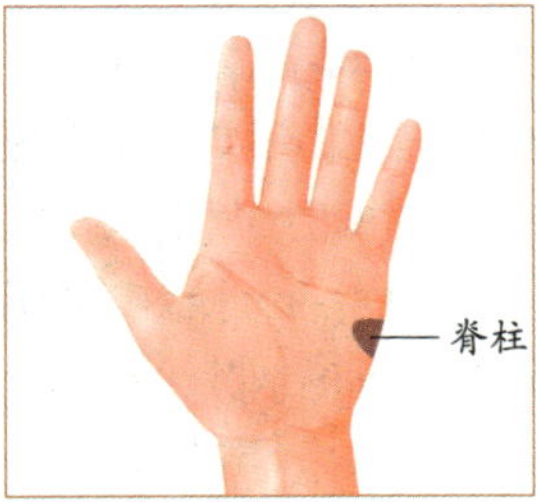

肝

定位／ 位于右手掌侧及背侧，第4、5掌骨体中点之间。

适用／ 肝区不适、肝炎、肝硬化；眼病、眩晕等。

按摩方法／ 每次拿捏30次。

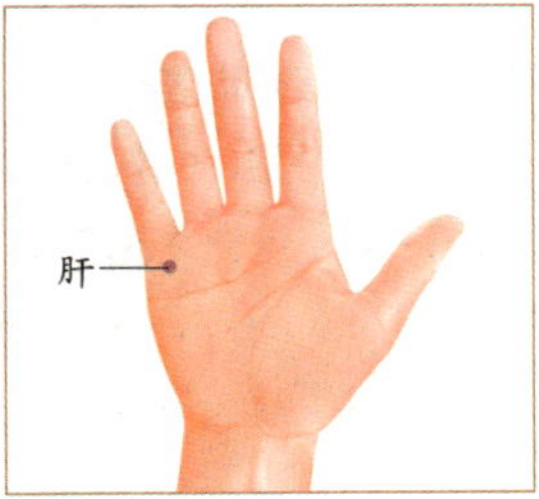

胆囊

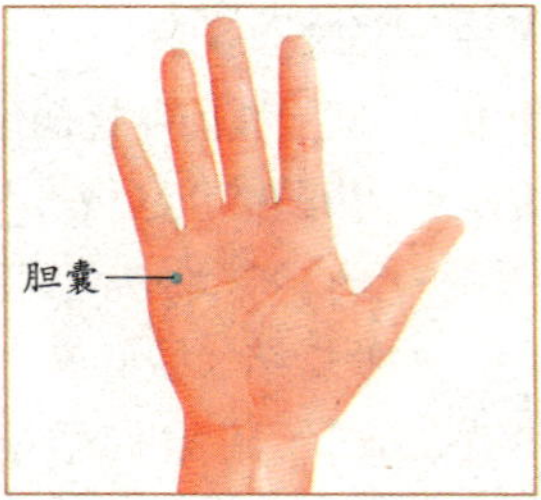

定位/ 右手掌侧，第4、5掌骨之间，紧靠肝脏反射区的腕侧第4掌骨处。

适用/ 胆囊炎、胆结石等。

按摩方法/ 用力按压或拿捏20次，每日数次。

头颈淋巴结

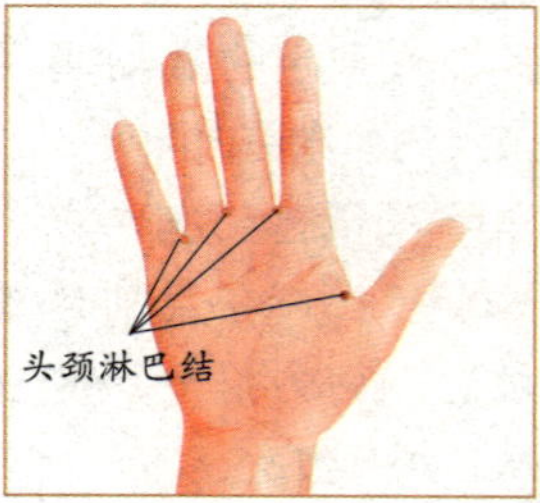

定位/ 双手各手指间根部的凹陷处，手掌和手背侧均有头颈淋巴结反射区。

适用/ 对头面部疾患所致的颈部淋巴结肿大有效。

按摩方法/ 用力点掐20次。

甲状旁腺

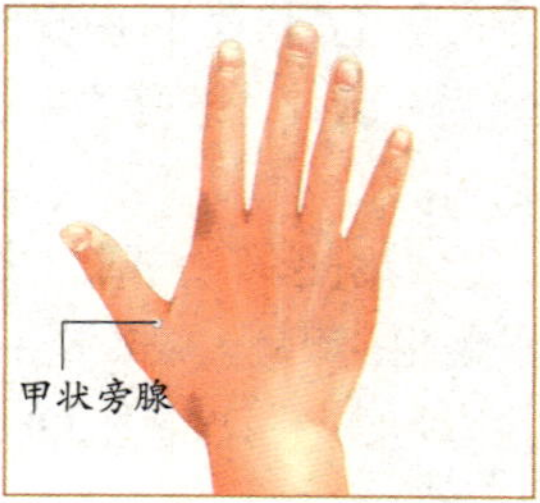

定位/ 在双手桡侧第1掌指关节的背部凹陷处。

适用/ 甲状腺功能低下或亢进，盗汗、白内障等。

按摩方法/ 在反射区的点用力按压10～30次。

肩关节

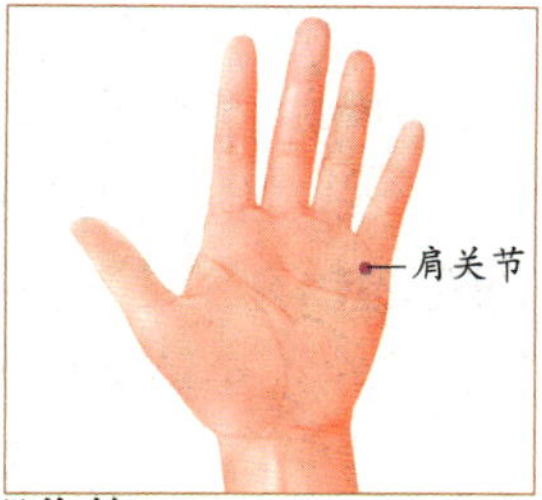

定位/ 双手第5掌指关节尺侧凹陷处。在手背部为肩前反射区，赤白肉际处为肩中反射区，手掌部为肩后部反射区。

适用/ 肩周炎、肩部软组织损伤等。

按摩方法/ 在反射区的敏感点用力掐按10～30次。

甲状腺

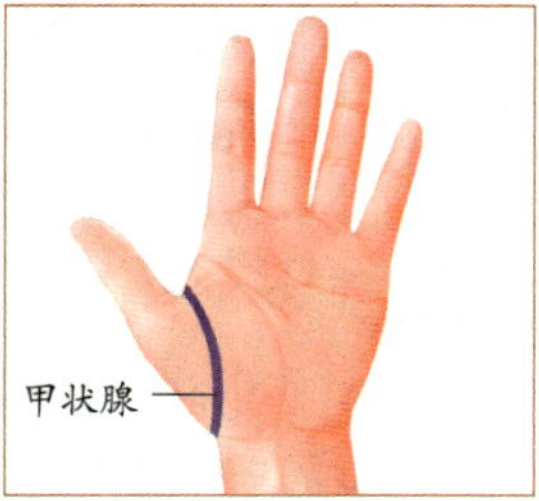

定位/ 在双手掌侧第1掌骨近心端起至第1、2掌骨之间，转向拇指间方向至虎口边缘连成带状区域。转弯处为反射区敏感点。

适用/ 甲状腺功能亢进所致的心悸、烦躁、多汗；小儿生长发育不良等。

按摩方法/ 由桡侧赤白肉际处推向虎口10～30次，揉按敏感点10～30次。

胸部淋巴结

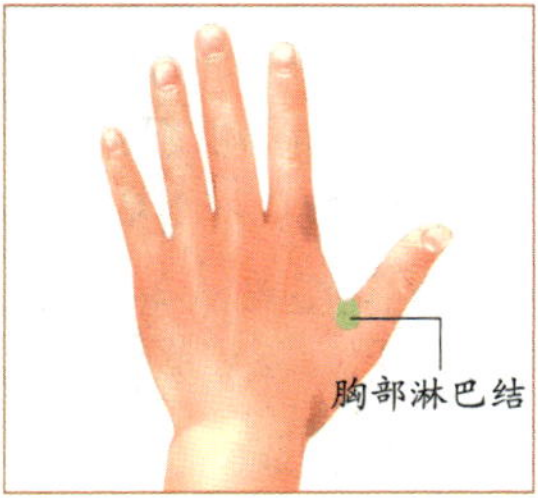

定位/ 在双手第1掌指关节的尺侧。

适用/ 各种炎性病症、发热、子宫肌瘤、乳腺炎、乳腺小叶增生、胸部闷痛、免疫力低下等。

按摩方法/ 在反射区的敏感点用力按压20~30次。

脾

定位/ 在左手的掌侧第4、5掌骨间，膈反射区与横结肠反射区之间。

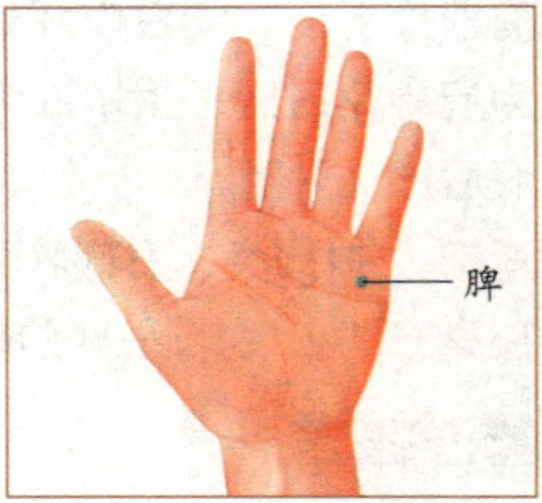

适用/ 发热、贫血、高血压、肌肉酸痛、唇炎、消化不良、皮肤病等。

按摩方法/ 在反射区的敏感点用力按压20~40次。

膝关节

定位/ 双手第5掌骨近端尺侧缘与腕骨所形成的凹陷处。双手的背部为膝的前部反射区，赤白肉际处为膝的两侧反射区，手掌部为膝的后部反射区。

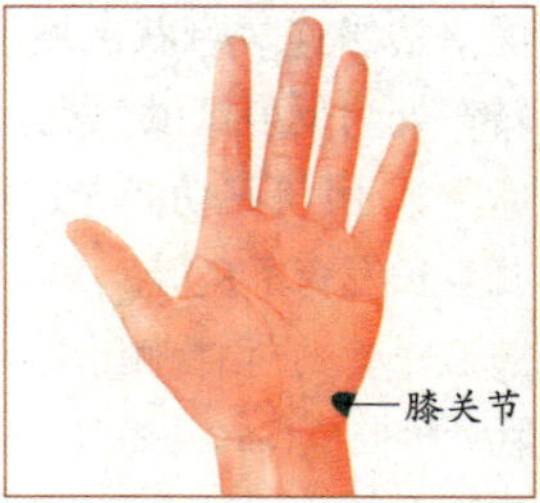

适用/ 膝关节周围炎、膝关节骨质增生、风湿性关节炎、类风湿关节炎、老年性关节炎等。

按摩方法/ 在反射区的刺痛点反复点刺或掐揉20~30次，以有热胀感为宜。

大肠

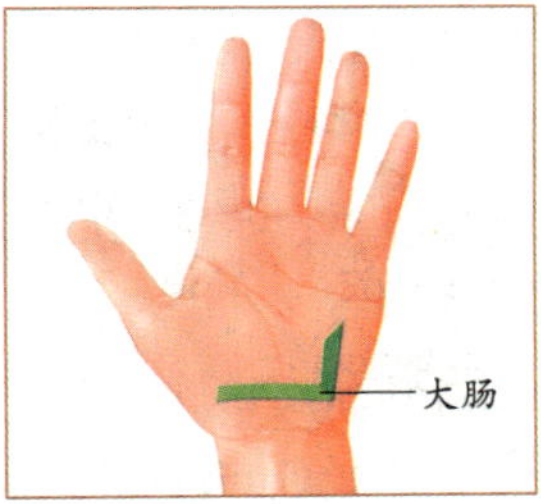

定位/ 位于双手掌侧中下部分，包括盲肠、阑尾、回盲瓣、升结肠、横结肠、降结肠、乙状结肠、肛管、肛门各反射区。

适用/ 腹胀、腹泻、便秘、结肠炎、腹痛、结肠肿瘤、直肠炎、乙状结肠炎、痔疮、肛裂等。

按摩方法/ 推按、按揉或揉掐20～30次。

小肠

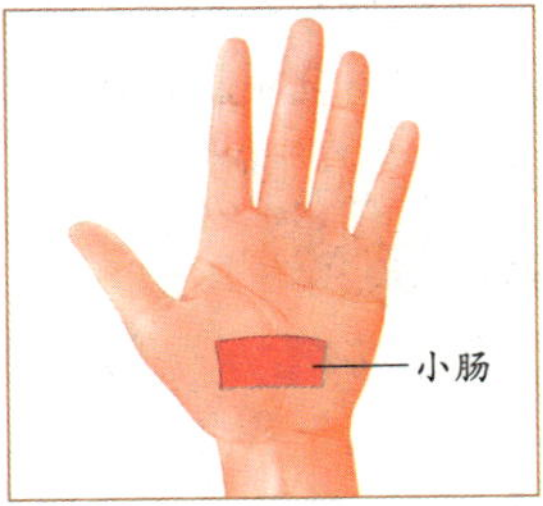

定位/ 双手掌心结肠各反射区及直肠反射区所包围的区域。

适用/ 小肠炎症、肠功能紊乱、腹泻、消化不良、心律失常、贫血等。

按摩方法/ 用力向手腕方向快速、均匀推按20～40次，每日数次。

肾上腺

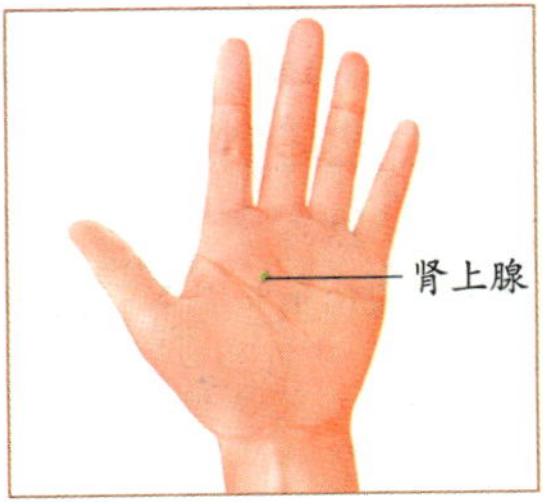

定位/ 在双手的掌侧第2、3掌骨之间，距离第

2、3掌骨头约1横指。

适用／ 哮喘、晕厥、糖尿病、生殖系统疾病等。

按摩方法／ 在反射区的敏感点用力按压20～40次，每日数次。

膀胱

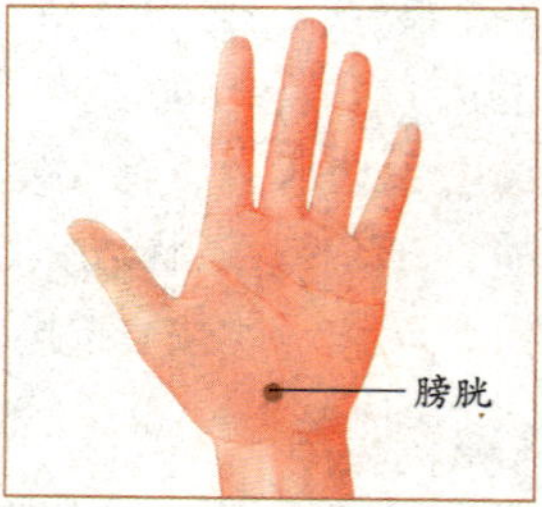

定位／ 在双手掌的下方，大、小鱼际交界处的凹陷中，其下为头状骨骨面。

适用／ 肾炎、肾结石等肾脏疾病；输尿管、膀胱等泌尿系统疾病。

按摩方法／ 向手腕方向点按20～30次。

肾

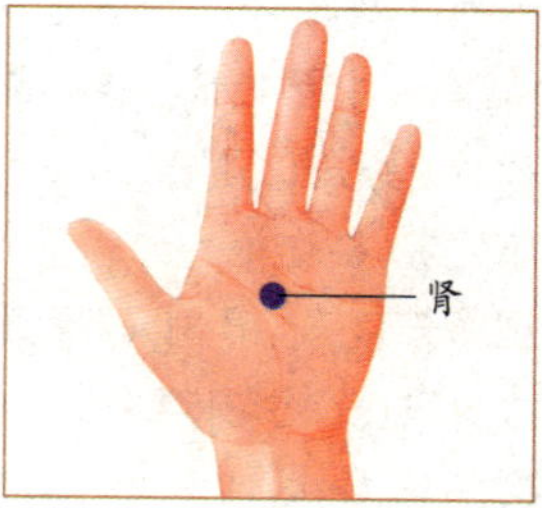

定位／ 位于双手掌的中央，相当于劳宫穴（位于手掌心，在第2、3掌骨之间偏于第3掌骨，握拳屈指时中指尖所到之处）。

适用／ 急慢性肾炎、肾结石、肾功能不全、喘息、耳鸣、前列腺增生等。

按摩方法／ 在反射区的敏感点用力按压10～30次，每日10次。

腹腔神经丛

定位/ 位于双手掌侧第2、3掌骨及第3、4掌骨之间，肾反射区两侧。

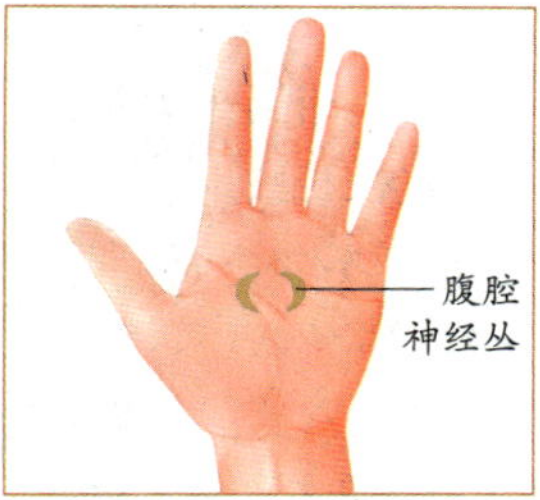

适用/ 胃肠功能紊乱、腹胀、腹泻、消化不良、胸闷、烦躁、失眠、更年期综合征、生殖系统疾病等。

按摩方法/ 在反射区的敏感点用力按压10～30次，以反射区有热胀感为宜。

输尿管

定位/ 位于双手掌中部，肾反射区与膀胱反射区之间的带状区域。

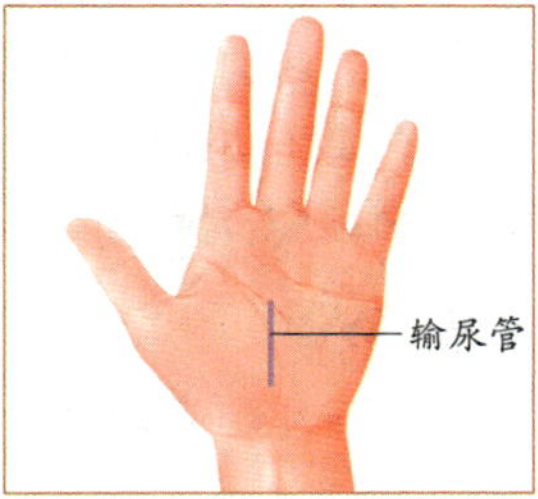

适用/ 尿路感染、血尿、输尿管结石、肾积水；高血压、动脉粥样硬化等。

按摩方法/ 向手腕方向推按20～30次，以反射区有热胀感为宜。

生殖腺

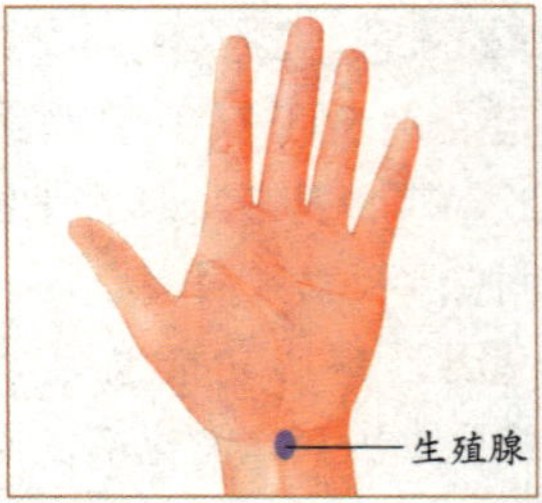

定位／ 在双手掌腕横纹的中点处，相当于手厥阴心包经的大陵穴。

适用／ 不孕不育；月经不调、前列腺增生等。

按摩方法／ 用力按揉反射区的敏感点20～40次，每日数次。

食管、气管

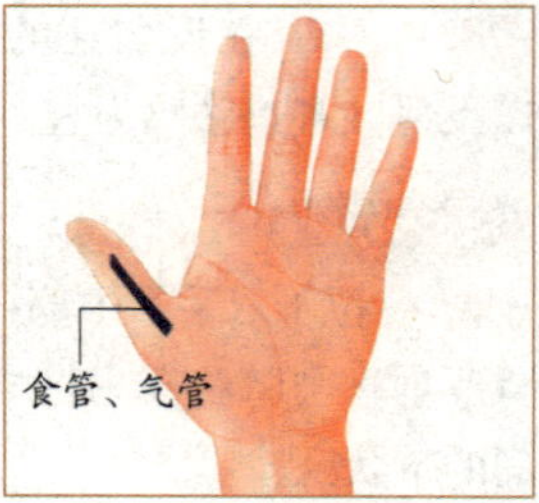

定位／ 位于双手拇指近节指骨的桡侧，赤白肉际处。

适用／ 各种气管炎症等。

按摩方法／ 向指根方向推按或掐按20～40次，有酸麻感最佳，每日数次。

胃

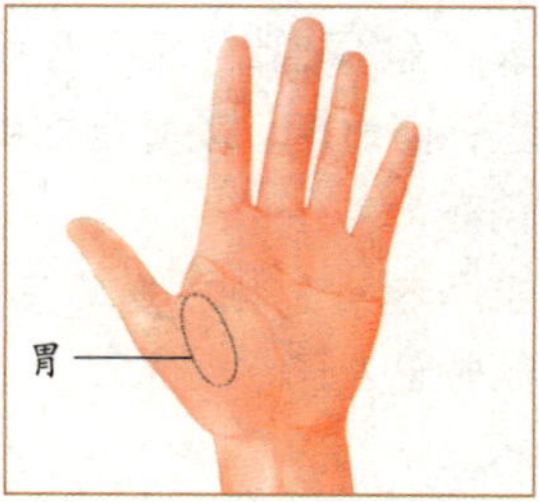

定位／ 在双手第1掌骨体的远端。

适用／ 胃炎、胃溃疡、胃下垂、消化不良等。

按摩方法／ 向手腕方向推

按20～30次，每日数次。

腹股沟

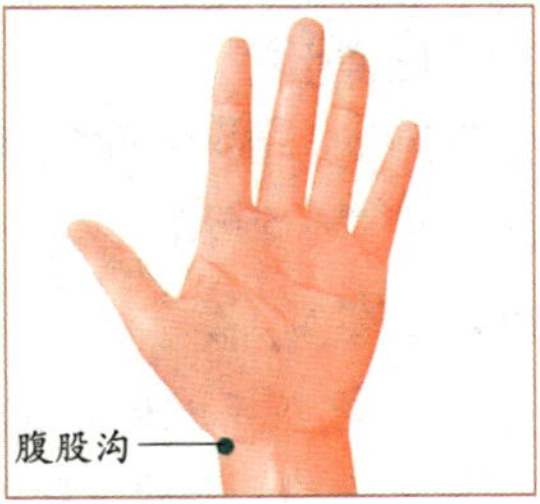

定位/ 在双手掌侧腕横纹的桡侧端，桡骨头凹陷处。相当于手太阴肺经的太渊穴。

适用/ 女性盆腔炎等。

按摩方法/ 用力按揉反射区的敏感点20～30次，每日数次。

胰腺

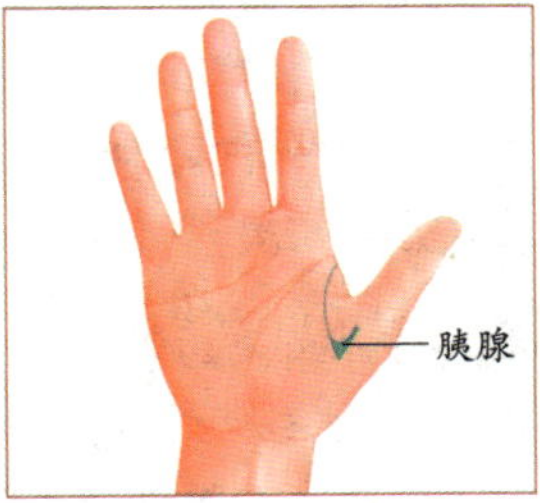

定位/ 在双手胃反射区与十二指肠反射区之间，第1掌骨体中部。

适用/ 胰腺炎、胰腺肿瘤、食欲不振、糖尿病等。

按摩方法/ 向手腕方向推按20～30次，每日可进行数次。

前列腺、子宫、阴道、尿道

定位/ 位于双手掌侧横纹中点两侧的带状区域。

适用/ 各种急慢性尿路感染、尿道炎、阴道炎、前列腺炎、前列腺肥大、前列腺增生等。

按摩方法/ 由中间向两侧分推30~50次。

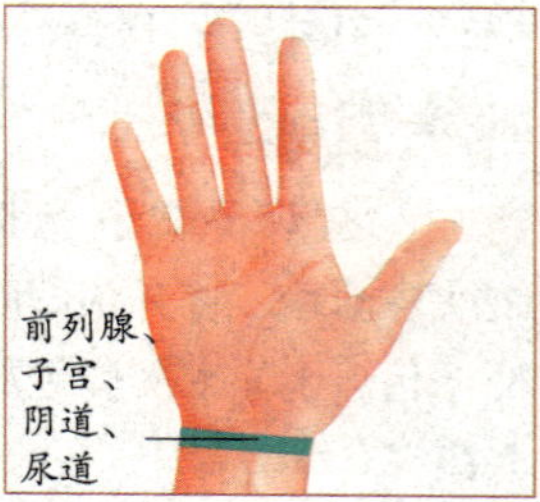

十二指肠

定位/ 在双手掌侧，第1掌骨体近端，胰腺反射区的下方。

适用/ 十二指肠炎、十二指肠溃疡；食欲不振、腹胀、消化不良等。

按摩方法/ 向手腕方向推按20~30次。

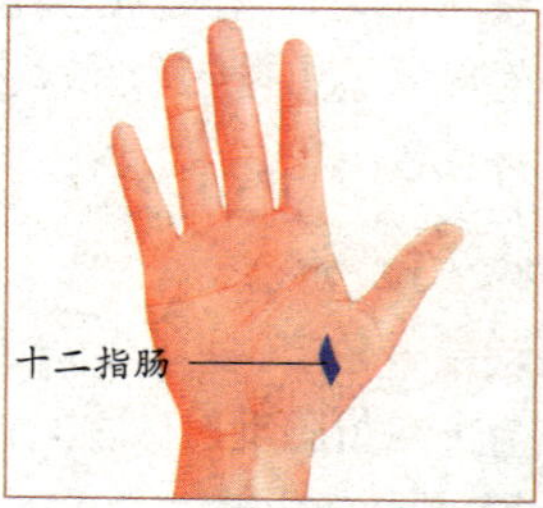

盲肠、阑尾

定位/ 在右手掌侧，第4、5掌骨底与腕骨结合部近尺侧。

适用/ 腹胀、腹泻、便秘、急慢性阑尾炎及其术后并发症等。

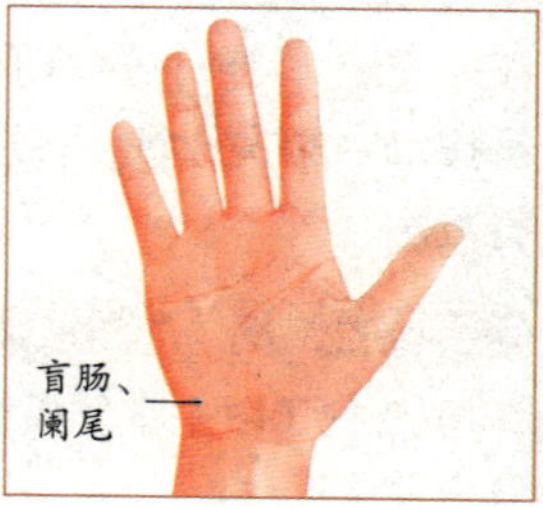

按摩方法/ 按揉或揉掐20～40次。

横结肠

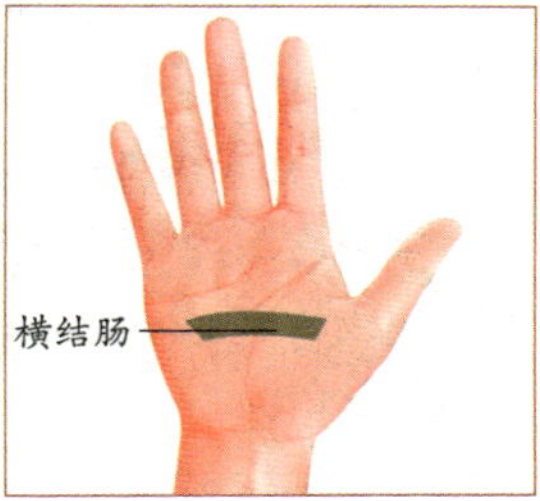

定位/ 在右手掌侧，升结肠反射区至虎口之间的带状区域，左手掌侧与右手掌相对应的区域，其尺侧接降结肠反射区。

适用/ 腹胀、结肠炎等。

按摩方法/ 向手腕方向推按约30次，以有酸胀感为宜。

乙状结肠

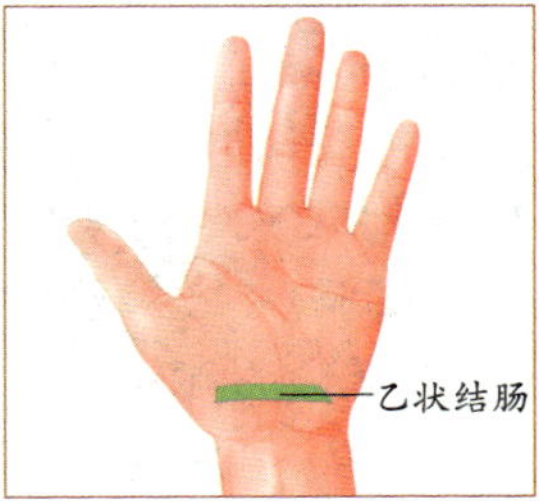

定位/ 在左手掌侧，第5掌骨底与腕骨交接的腕掌关节处至第1、2掌骨结合部的带状区域。

适用/ 直肠炎、便秘、结肠炎等。

按摩方法/ 由尺侧向桡侧推按或点按20～40次。

肛管、肛门

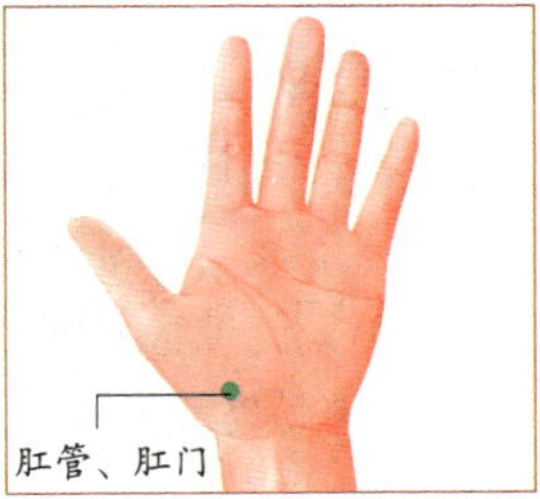

定位/ 在左手掌侧，第2腕掌关节处。

适用/ 肛门周围炎症、痔疮、肛裂、便秘等。

按摩方法/ 用力掐按该处20～30次。

回盲瓣

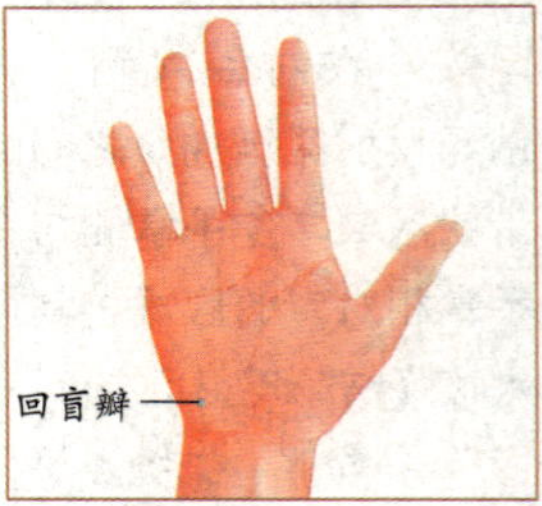

定位/ 在右手掌侧，第4、5掌骨底与腕骨结合部近桡侧，盲肠、阑尾反射区的上方稍近。

适用/ 腹部胀气等。

按摩方法/ 每日揉掐数次。

升结肠

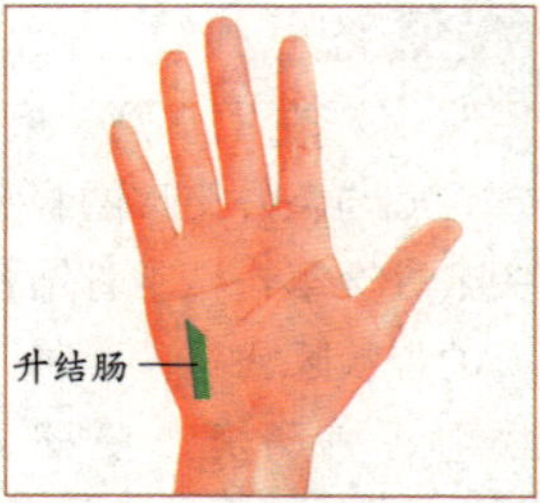

定位/ 在右手掌侧，第4、5掌骨之间，约平虎口水平之间的带状区域。

适用/ 结肠肿瘤等。

按摩方法/ 向手指方向推按20～30次。

降结肠

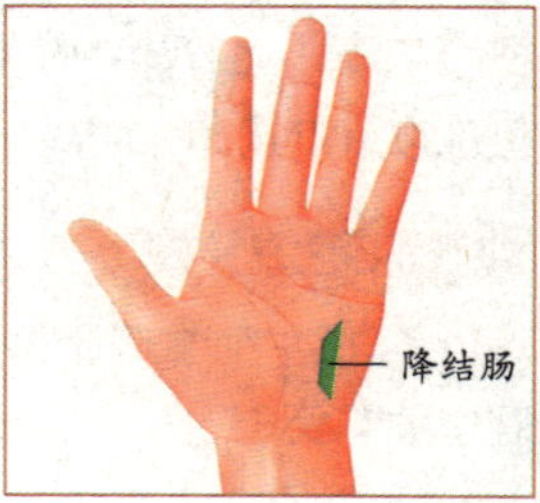

定位/ 在左手掌侧，平虎口水平，第4、5掌骨之间至腕骨之间的带状区域。

适用/ 结肠炎等疾病。

按摩方法/ 向手腕方向推按30次，每日数次。

扁桃体

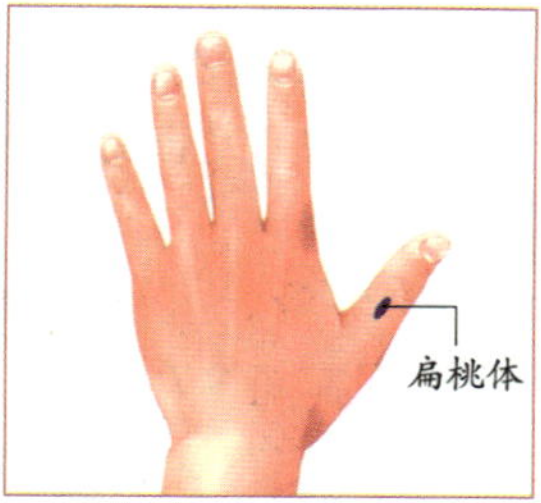

定位/ 双手拇指近节背侧正中线肌腱的两侧，即喉、气管反射区的两侧。

适用/ 扁桃体炎、咽喉肿痛、发热等。

按摩方法/ 向手指尖方向用力推按，以有麻胀感为宜，每次20～30次。

舌、口腔

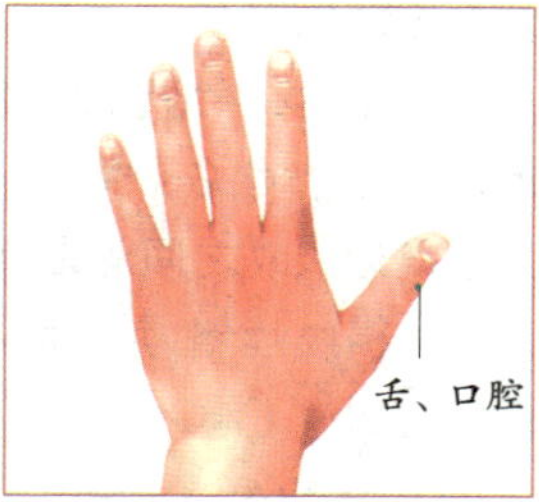

定位/ 双手拇指背侧，手指间关节横纹的中央。

适用/ 口腔溃疡等。

按摩方法/ 用力掐揉或点按10～20次。

喉、气管

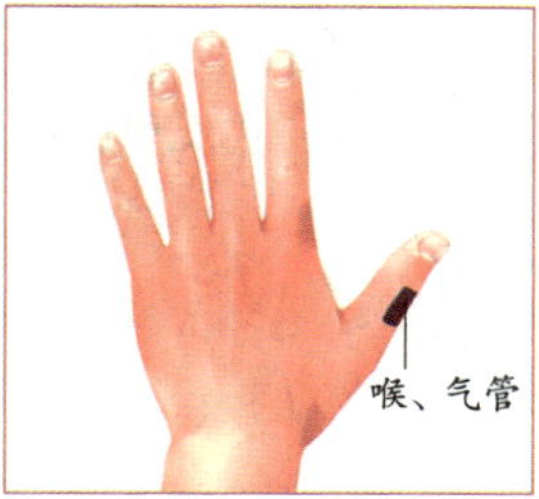

定位/ 双手拇指近节指骨背侧中央。

适用/ 咽喉炎、气管炎等。

按摩方法/ 在反射区的敏感点向手腕方向推按

10~20次。

内耳迷路

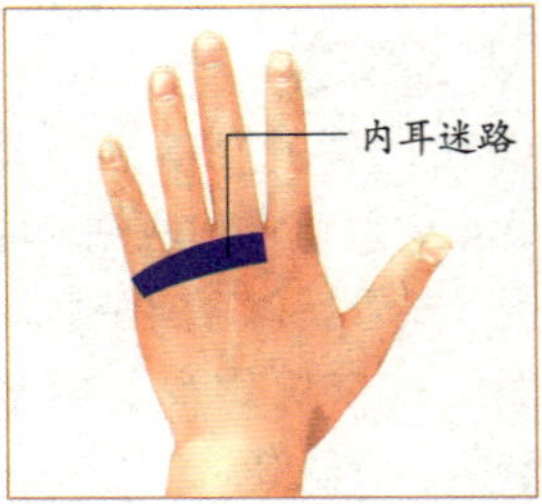

定位/ 双手背侧，第3、4、5掌指关节之间的指根结合部。

适用/ 头晕、耳鸣、高血压、晕车船等。

按摩方法/ 在反射区的敏感点以拇指、食指沿指缝向手指方向推按10次左右。

上、下颌

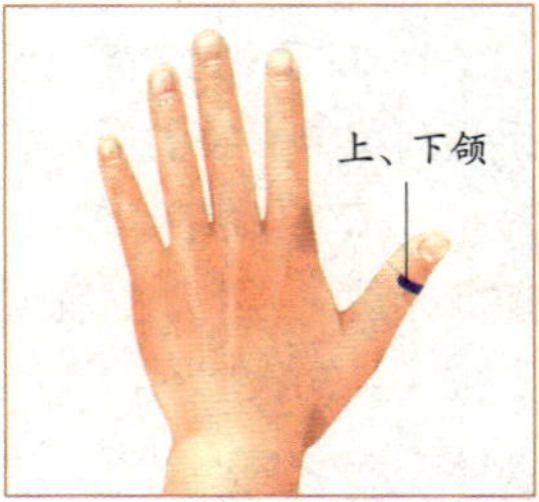

定位/ 在双手拇指的背侧，拇指指间关节横纹与上下最近皱纹之间的带状区域。横纹远侧为上颌，横纹近侧为下颌。

适用/ 牙龈炎、牙周炎、颞下颌关节炎、打鼾等。

按摩方法/ 在反射区的压痛点由尺侧向桡侧推按或点按20次。

胸、乳房

定位/ 在双手手背的第2、3、4掌骨的近手指端。

适用/ 胸部疾病、肺病、心脏病、乳房疾病、乳汁不足、胸部满闷、胸部软组织损伤等。

按摩方法/ 由腕背方向向桡侧推按或掐按20次。

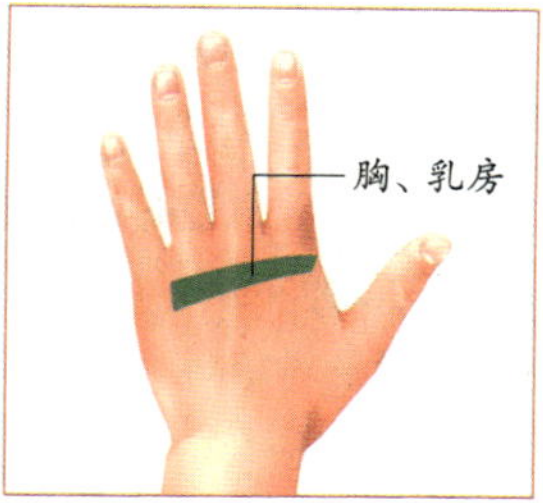

膈、横膈膜

定位/ 手背侧，横跨第2、3、4、5掌骨中点的带状区域。

适用/ 消化不良等。

按摩方法/ 由桡侧向尺侧推按20~30次。

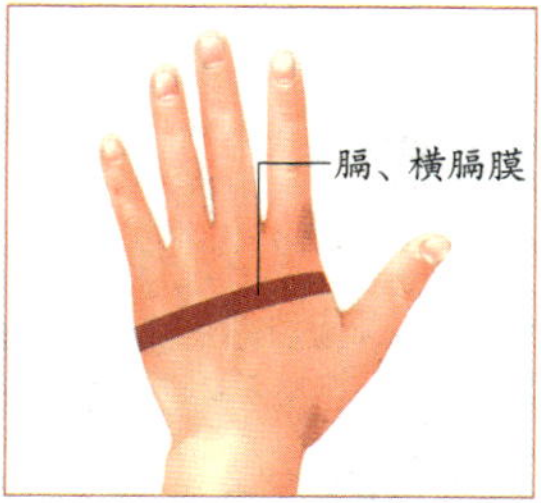

上身淋巴系统

定位/ 在双手背部尺侧，手背腕骨与尺骨之间的凹陷处。

适用/ 各种炎症、子宫肌瘤、免疫力低下等。

按摩方法/ 在反射区的敏感点用力按压10~30次，以局部感觉酸麻为宜。

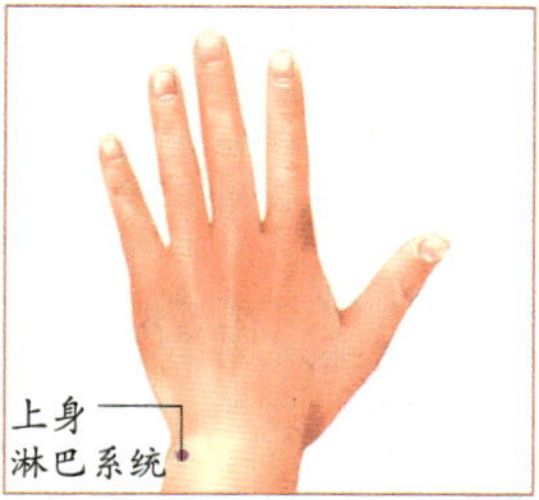

下身淋巴系统

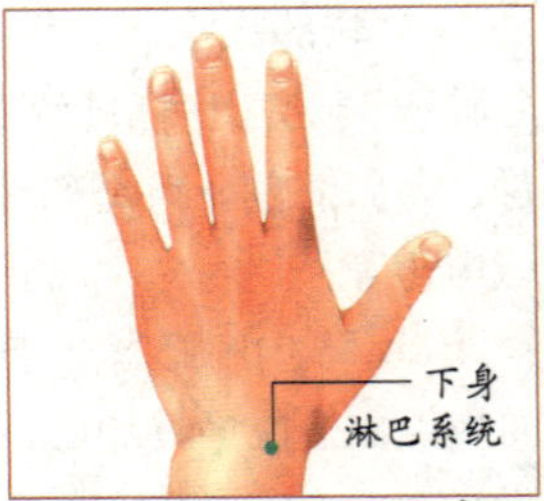

定位/ 在手背部的桡侧缘，手背腕骨与前臂桡骨之间的凹陷处。

适用/ 各种炎症、水肿、囊肿及免疫力低下等。

按摩方法/ 在反射区的敏感点用力按压10～30次，以有酸胀感为宜。

颈椎

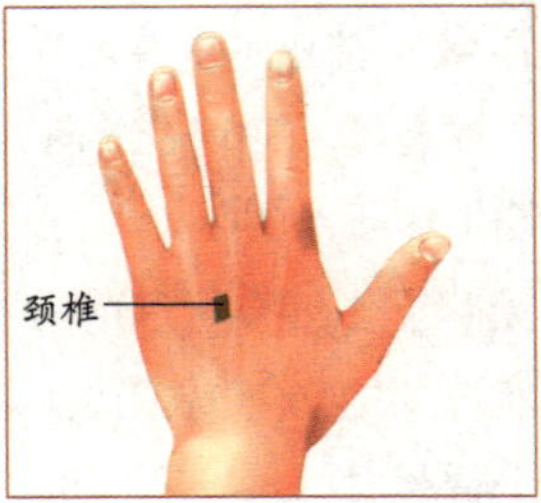

定位/ 在双手各指近节指骨背侧近桡侧以及各掌骨背侧远端，约占整个掌骨体的1/5。

适用/ 颈椎病及颈椎病引起的头痛、头晕、耳鸣、胸闷、颈椎酸痛或僵硬等病症。

按摩方法/ 由反射区敏感点的远端向手腕方向推按20～30次。

腰椎

定位/ 在双手的背侧，各掌骨近端，约占整个掌骨体的1/2。

适用/ 急慢性腰扭伤、腰肌劳损、腰椎间盘突出症、坐骨神经痛等。

按摩方法/ 由反射区敏感点的远端向手腕方向推按20～30次，至有酸麻热胀感为宜。

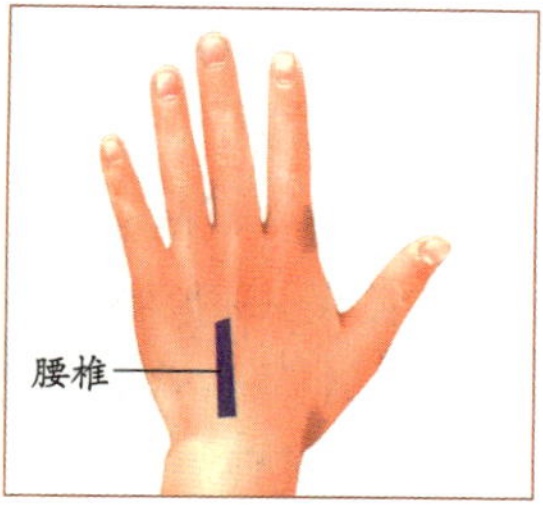

骶椎

定位/ 在双手的背侧，各腕掌关节结合处。

适用/ 腰骶部损伤、坐骨神经痛；便秘；女性盆腔炎、男性前列腺炎等。

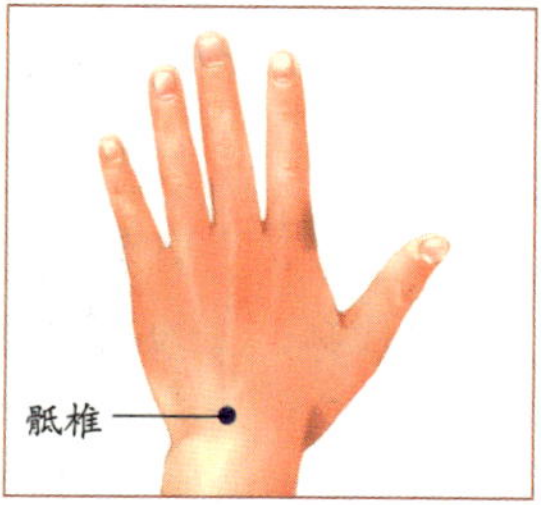

按摩方法/ 由反射区敏感点的远端向手腕方向用力掐按20～30次，至有酸麻热胀感为宜。

尾骨

定位/ 在双手背侧，腕背横纹区域。

适用/ 骶尾骨的损伤、疼痛；大便燥结、痔疮等。

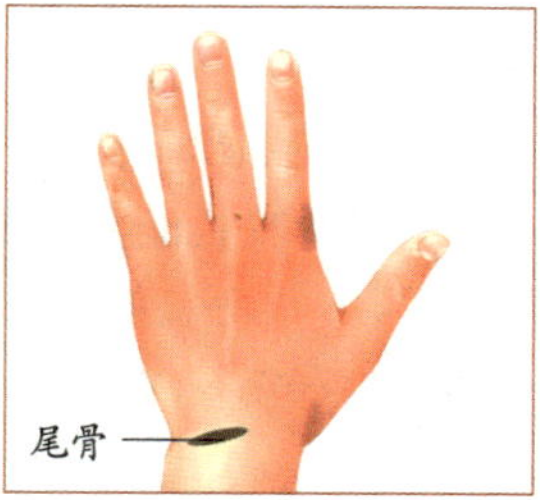

按摩方法/ 在反射区的

敏感点用力掐按20～30次。

肘关节

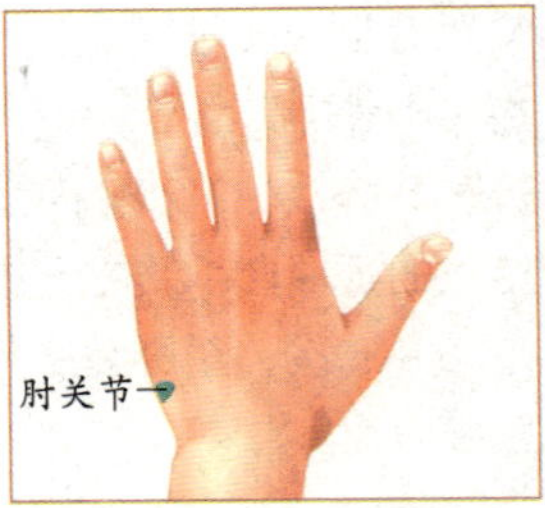

定位/ 在双手的背侧，第5掌骨体中部尺侧。

适用/ 肘部的软组织损伤，如网球肘、学生肘、矿工肘等，以及风湿性关节炎等。

按摩方法/ 在反射区痛点反复点刺或掐揉20～30次。

胸椎

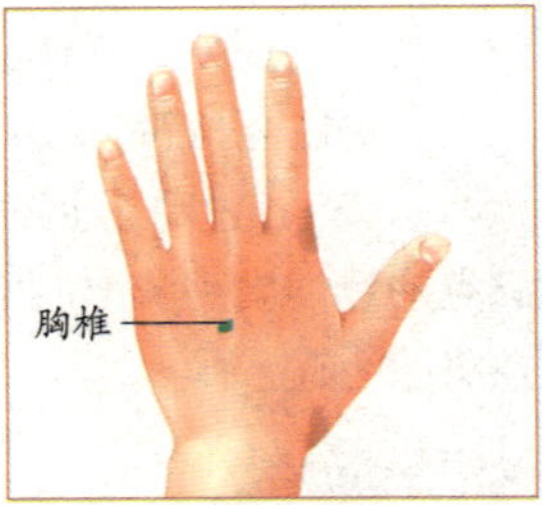

定位/ 在双手背侧，各掌骨的远端，约占整个掌骨体的1/2。

适用/ 颈肩部、背部软组织损伤；心脏供血不足引起的胸闷、胸痛、心悸等；肺炎、支气管炎、肺癌等。经常按摩此穴位，能改善胸部的血液循环，增强肺的气体交换能力，提高机体的免疫功能。

按摩方法/ 由反射区敏感点的远端向手腕方向推按20～30次，至有酸麻热胀感为宜。

髋关节

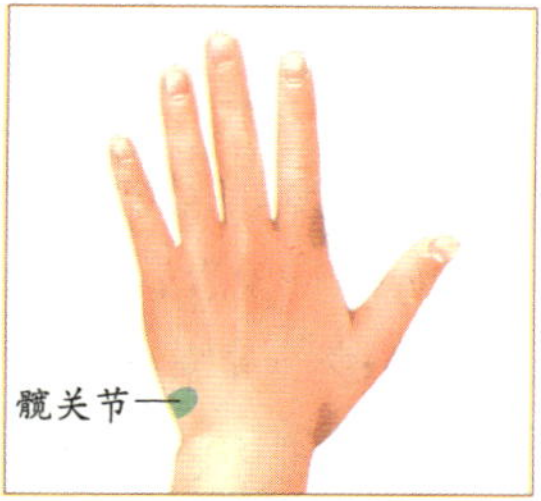

定位/ 在双手的背侧，尺骨和桡骨茎突骨面的周围。

适用/ 坐骨神经痛、髋关节疼痛、肩关节疼痛、腰痛痛、便秘、痔疮等。

按摩方法/ 在反射区的敏感点用力掐按20～30次。

肋骨

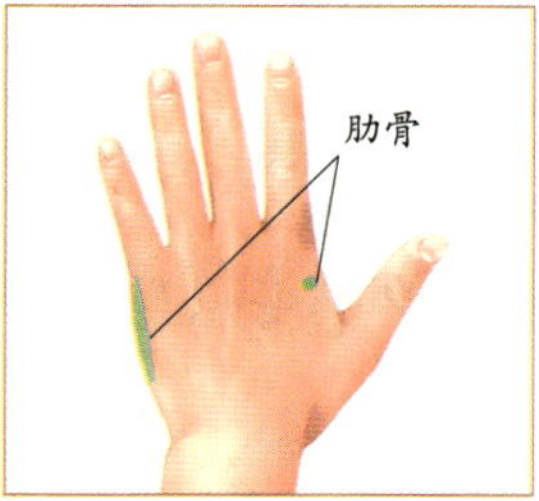

定位/ 手背侧，内侧肋骨反射区位于第2掌骨体中部偏远端的桡侧，外侧肋骨反射区位于第4、5掌骨之间近掌骨底的凹陷中。

适用/ 各种肋骨病变、肋间神经痛、胸膜炎、不明原因的胸痛、心前区不适、胸闷、支气管炎、肺炎等。

按摩方法/ 在反射区的敏感点用力点按20～30次，每日数次，至反射区有热胀感为宜，避免损伤皮肤。

血压区

定位/ 手背侧，由第1掌骨、阳溪穴、第2掌骨所包围的区域及食指近节指骨近端1/2的桡侧。

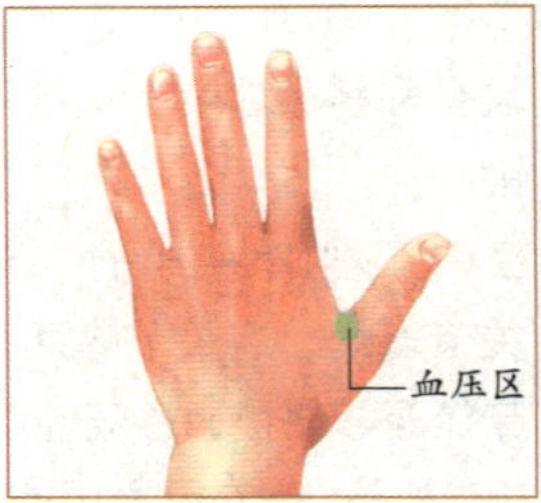

适用/ 高血压或低血压所致的各种症状，如头痛、眩晕、视物不清、下肢水肿、肾功能不全等。

按摩方法/ 每次按揉反射区10～20分钟。

保健指南

如何保持手部清洁

经常仔细清洁手部。

避免用手触摸眼睛、鼻子或嘴巴，应尽量少用手摸脸，因面部的眼、鼻、口能使病毒绕过皮肤这道天然保护屏障直接侵入体内。

虽然人们很难完全杜绝手脸接触，但也无需为此担忧、烦恼。只要我们坚持洗手，保持手部清洁，就算把手直接伸进嘴巴里，进入体内的细菌和病毒也不会增加。

第三章

足部反射区

ZUBU FANSHEQU

足部反射区的按摩是以中医理论为基础的保健按摩。它以按摩为主，手法渗透力强，可以帮助人体放松肌肉、解除疲劳、调节功能，具有提高人体免疫力、疏通经络气血、平衡阴阳、延年益寿的功效。

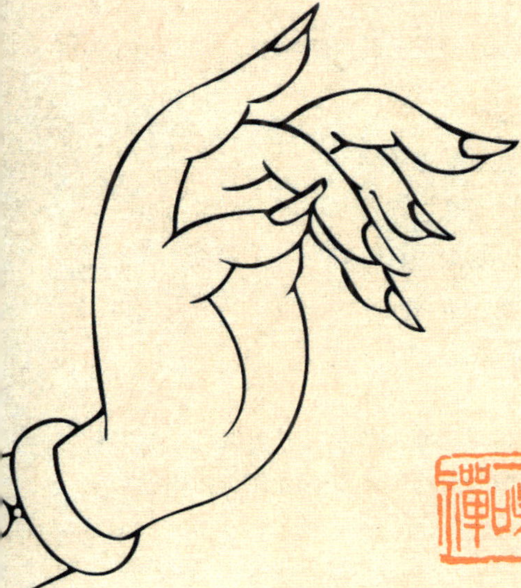

足底反射区

肾上腺

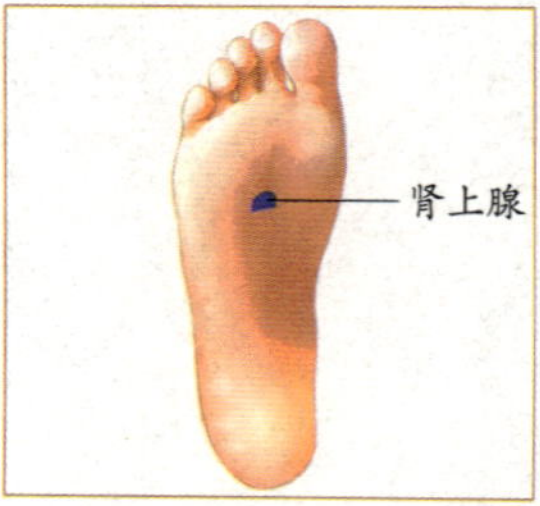

定位／ 位于双足底第2、3跖骨与趾骨关节所形成的“人”字形交叉靠近外侧处。

适用／ 心律不齐、昏厥、心悸、心慌、关节炎等。

按摩方法／ 用拇指指尖或单食指指间关节，向足跟方向按压3～5次。

操作要领／ 按压时节奏稍慢，有温热感，渗透力要强。

腹腔神经丛

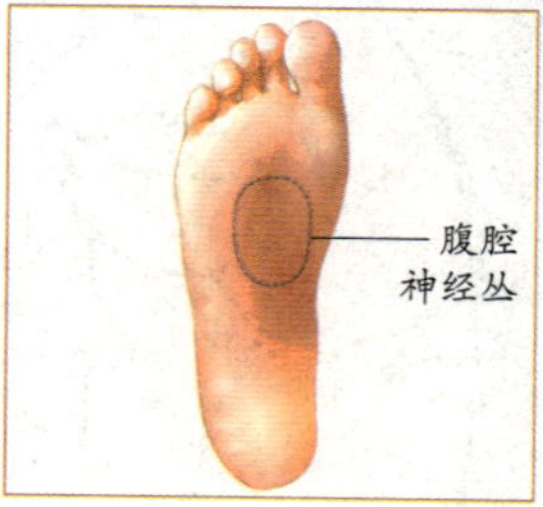

定位／ 位于双足底中心，第3、4趾骨中部，分布在肾脏反射区和胃反射区附近。

适用／ 胃肠神经官能症、腹泻、便秘、胃痉挛、呃逆、反酸等。

按摩方法／ 单食指指间关节左弧形刮压3～5次。

操作要领／ 按摩力度均匀，逐渐用力以增强渗透力。

肾脏

定位／ 位于双足足底中央第2、3跖骨与趾骨关节所形成的“人”字形交叉后方中央凹陷处，即涌泉穴位置。

适用／ 肾盂肾炎、肾小球肾炎、肾功能不全、水肿、尿毒症；风湿热、关节炎；高血压等。

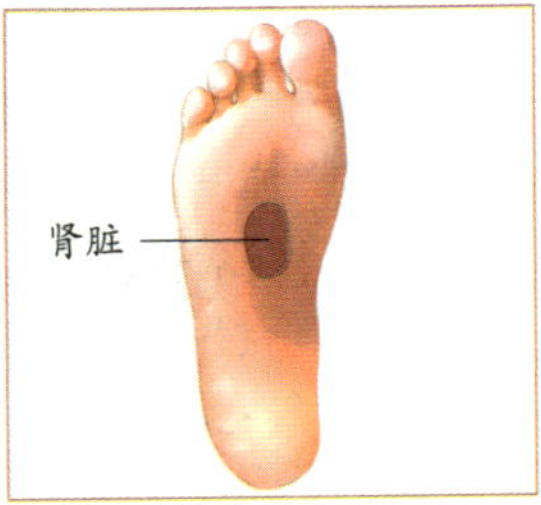

按摩方法／ 用单食指指间关节定点按压3～5次。

操作要领／ 节奏稍慢，渗透力要强。

输尿管

定位／ 位于双足足底肾反射区至膀胱反射区之间，呈一斜线状区域。

适用／ 输尿管结石、输尿管炎、输尿管狭窄、排尿困难、关节炎、痛风、高血压等。

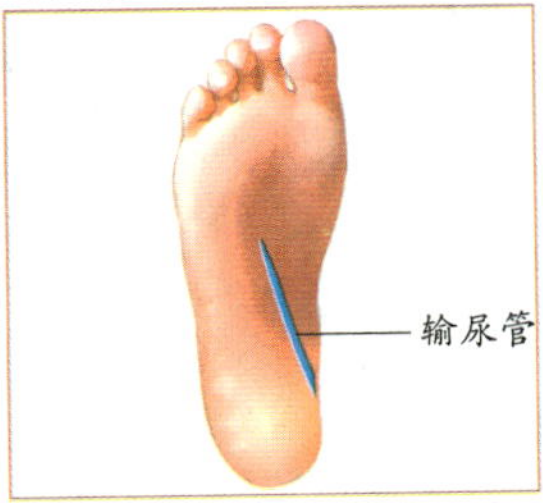

按摩方法／ 用单食指指间关节从肾脏反射区推按至膀胱反射区3～5次。

操作要领／ 力度均匀、

平稳，避免滑脱，以感觉舒适为宜。

膀胱

定位/ 位于双足足底内侧舟状骨下方，踇展肌内侧。

适用/ 肾结石、膀胱结石、输尿管结石、膀胱炎、尿道炎；动脉粥样硬化症、高血压等。

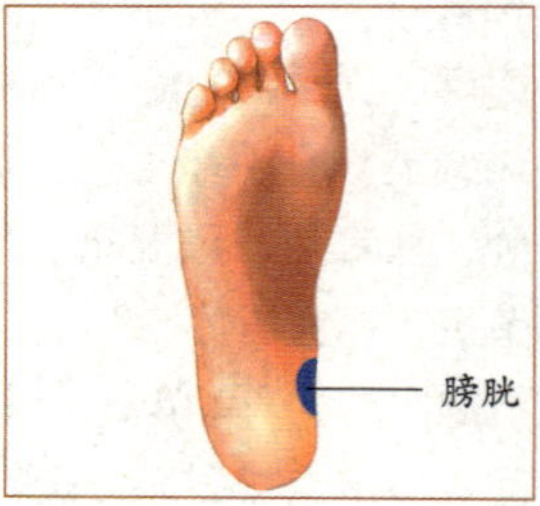

按摩方法/ 用单食指指间关节定点按压，并由前向后推按3～5次。

操作要领/ 该区较敏感，力度不宜过大。

额窦

定位/ 双足五趾靠尖端约1厘米直径的范围内。

适用/ 脑中风、脑震荡；头痛、失眠；鼻窦炎及眼、耳、口腔等疾患。

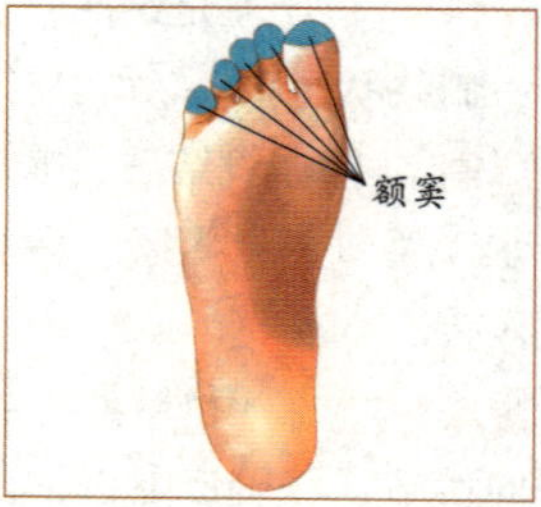

按摩方法/ 用单食指指间关节由内向外推压踇趾3～5次，其余趾额窦反射区由前向后推压3～5次。

操作要领/ 力度均匀、平稳，避免滑脱。

三叉神经

定位／ 位于双足踇趾第1节的内侧处。左侧三叉神经反射区在右足上，右侧三叉神经反射区在左足上。

适用／ 偏头痛；腮腺炎；耳、眼、鼻、牙的疾患。

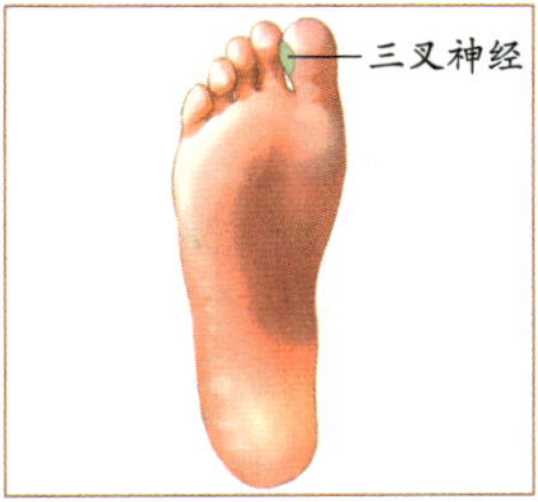

按摩方法／ 用拇指指腹或拇指指间关节背侧屈曲，由趾端向趾根部方向推按3~5次。

操作要领／ 该区较敏感，力度不宜过大，以被按摩者感觉舒适为宜。

脑垂体

定位／ 位于双足踇趾趾腹的正中央，在脑部反射区中心。

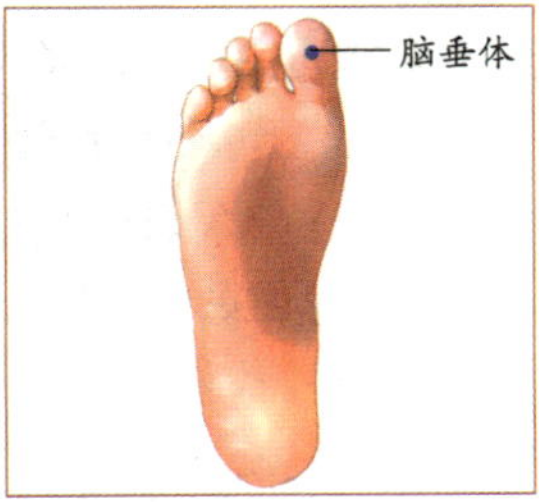

适用／ 甲状腺功能亢进或低下、脾功能亢进、胰腺炎、糖尿病；小儿发育不良、遗尿；更年期综合征等。

按摩方法／ 用单食指指间关节由足踇趾趾端向足跟反方向扣压3 ~ 5次。

操作要领／ 按摩力度均匀，逐渐用力以增强渗透力。

颈项

定位/ 位于双足足底，踇趾骨间关节处，即小脑反射区后方。右侧颈项反射区在左足，左侧颈项反射区在右足。

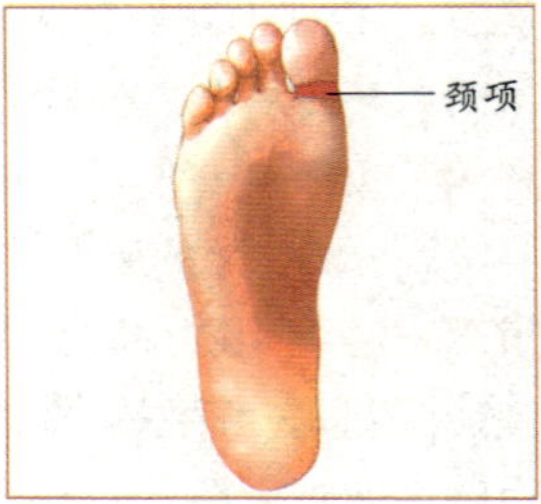

适用/ 颈项部扭挫伤、落枕、寰枢关节半脱位、颈椎病；高血压等。

按摩方法/ 用拇指指端由外向内推压3~5次。

操作要领/ 推压速度宜缓慢。

鼻

定位/ 双足踇趾趾腹内侧缘中段延伸到足背踇趾甲根部，左鼻反射区在右足，右鼻反射区在左足。

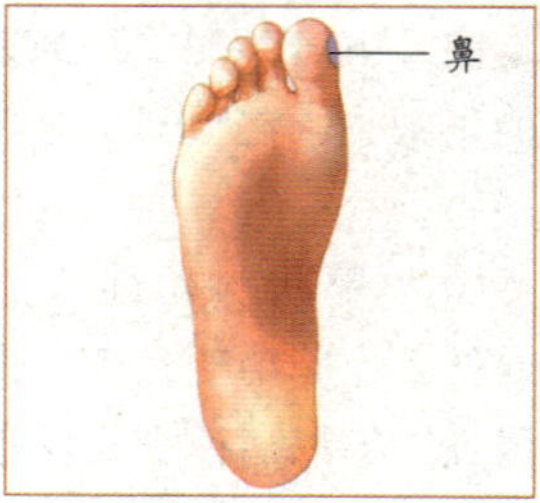

适用/ 急慢性鼻炎、鼻出血、鼻窦炎、鼻息肉；感冒引起的鼻塞、流涕等。

按摩方法/ 用拇指或单食指指间关节推压3~5次。

操作要领/ 力度要均匀、平稳，避免滑脱。

大脑

定位/ 位于双足蹈趾趾腹处。右半部大脑反射区在左足上，左半部大脑反射区在右足上。

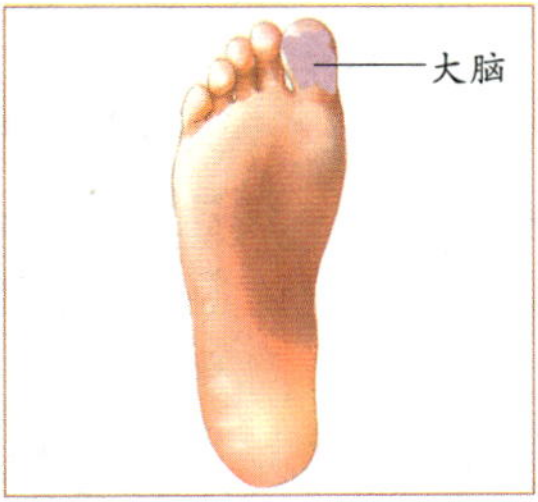

适用/ 脑血管病变、瘫痪；高血压、视力减退等。

按摩方法/ 用单食指指间关节由足蹈趾趾端向足跟反方向扣压3～5次。

操作要领/ 按压时节奏要稍慢，以有温热感、渗透力强为佳。

小脑、脑干

定位/ 位于双足蹈趾根部外侧靠近第2趾骨处。左半球小脑及脑干反射区位于右足上，右半球小脑及脑干反射区位于左足上。

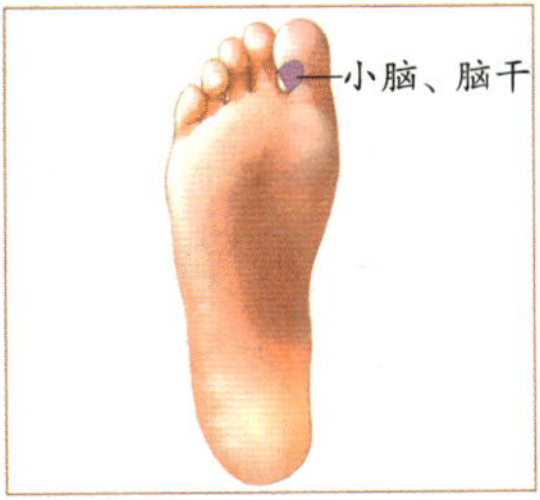

适用/ 脑震荡、失眠、头痛、头晕；高血压；肌肉痉挛等。

按摩方法/ 用拇指指端或单食指指间关节定点按压，再由前向后推压3～5次。

操作要领/ 在按摩小脑、脑干反射区时，可用左手扶在足趾关节背面作为扶持，以免足趾不稳定影响按摩力度的实施，影响治疗效果，力度要适中，不可按揉、刮擦出皮肤皱褶。

眼睛

定位/ 位于双足足底第2、3趾骨后端之间，右眼反射区在左足，左眼反射区在右足。

适用/ 视神经炎、结膜炎、近视、远视、复视、斜视、青光眼、白内障、视网膜出血及睑腺炎等。

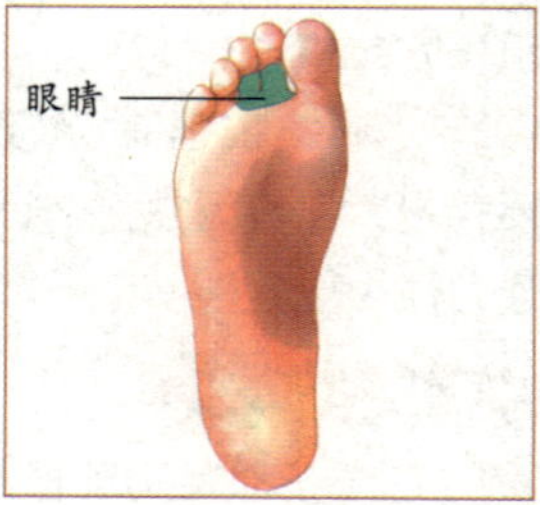

按摩方法/ 用单食指指间关节定点按压3～5次，或由趾端向趾根方向推压3～5次。

操作要领/ 力度要均匀、平稳，避免滑脱。

耳朵

定位/ 双足足底第4跖骨与第5趾骨的后端，右耳反射区在左足，左耳反射区在右足。

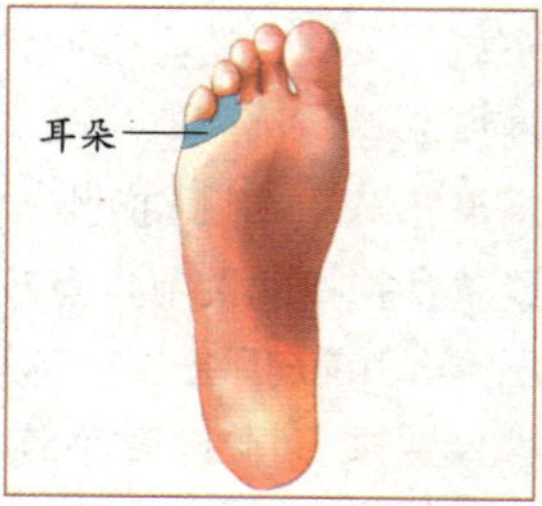

适用/ 中耳炎、耳鸣、耳聋、重听、腮腺炎等。

按摩方法／ 用单食指指间关节定点按压3～5次。

操作要领／ 力度均匀、平稳，避免滑脱。

甲状腺

定位／ 位于双足足底第1趾骨和第2趾骨之间及第1跖骨远端部连成带状的区域。

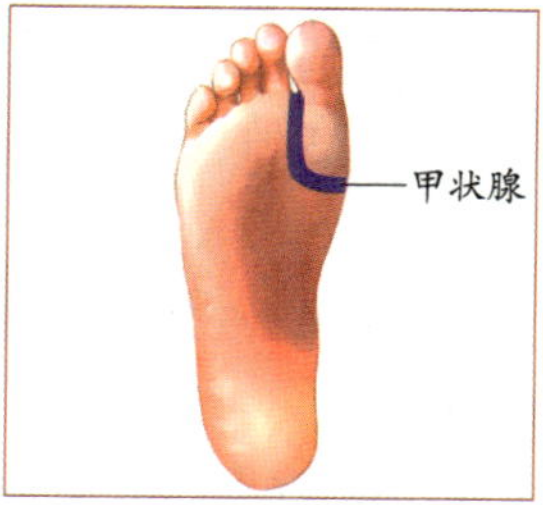

适用／ 慢性甲状腺炎等。

按摩方法／ 用拇指桡侧由后向前推按5～7次。

操作要领／ 推压速度宜缓慢。

肺和支气管

定位／ 双足足底斜方肌反射区的后方，自甲状腺反射区向外到肩反射区处约1横指宽的带状区域。右肺反射区在左足，左肺反射区在右足。

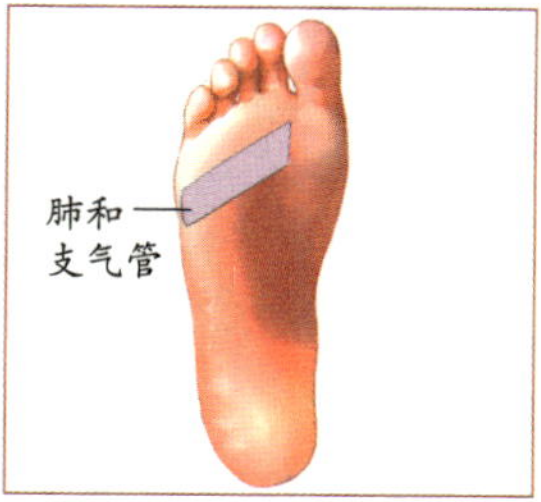

适用／ 上呼吸道感染、肺结核、咳嗽、哮喘等。

按摩方法／ 用单食指指间关节由外向内压刮，反复压刮3～5次。

操作要领／ 按摩时，按摩力度要均匀，逐渐用力以增强渗透力。

斜方肌

定位/ 位于双足足底，在眼、耳反射区后方，成一横带状区域。

适用/ 肩背酸痛、菱形肌劳损、手指麻木无力等。

按摩方法/ 用单食指指间关节由内向外压刮，反复压刮3~5次。

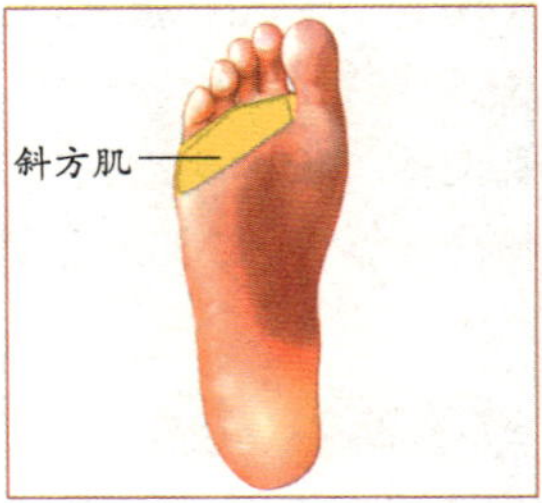

操作要领/ 按压时要把握好节奏，节奏宜稍慢，有温热感，渗透力要强。

心脏

定位/ 位于左足底第4跖骨与第5跖骨间，在肺反射区后方。

适用/ 心律不齐、心肌炎、心力衰竭和休克等。

按摩方法/ 对于虚弱的人用单食指指间关节，由足跟向趾端方向压刮；对于比较强壮的人由趾端向足跟方向压刮，反复3~5次。

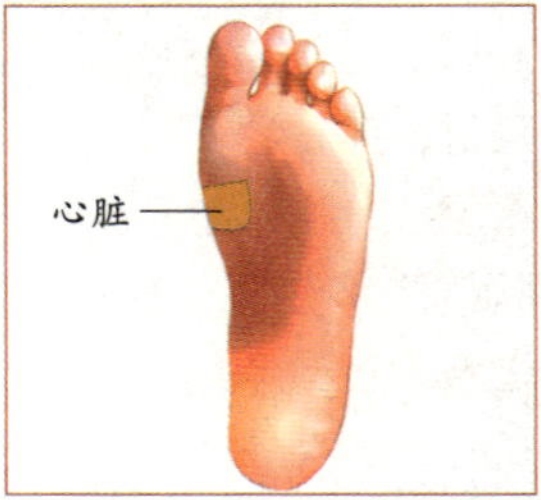

操作要领/ 力度均匀、平稳，逐渐用力以增强渗透

力，但力度不宜过大。

脾脏

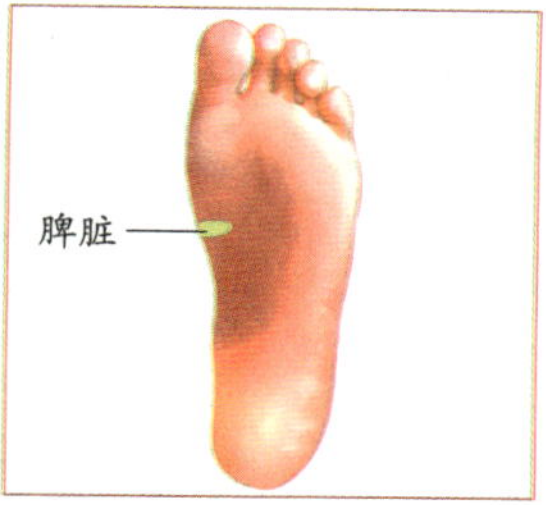

定位/ 位于左足底心脏反射区的后方约1横指处。

适用/ 食欲不振、消化不良；贫血；皮肤病等。

按摩方法/ 用单食指指间关节由前向后压刮3~5次。

操作要领/ 按压时要把握好节奏，节奏稍慢，渗透力要强。

肝脏

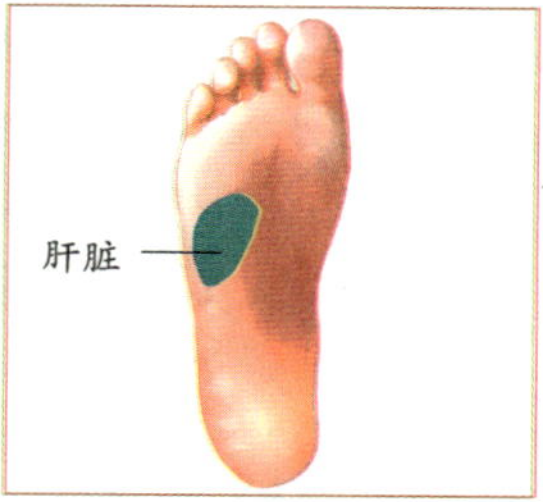

定位/ 位于右足足掌第4跖骨与第5跖骨间，在左肺反射区的后方。

适用/ 急慢性肝炎、肝硬化、肝肿大、肝功能不良、胸胁胀满、厌油纳差等。

按摩方法/ 用单食指指间关节由后向前压刮3~5次。

操作要领/ 按摩时要掌握好节奏，节奏要稍慢，渗透力要强。

胆囊

定位/ 位于右足足底第3跖骨与第4跖骨间，在肝脏反射区内。

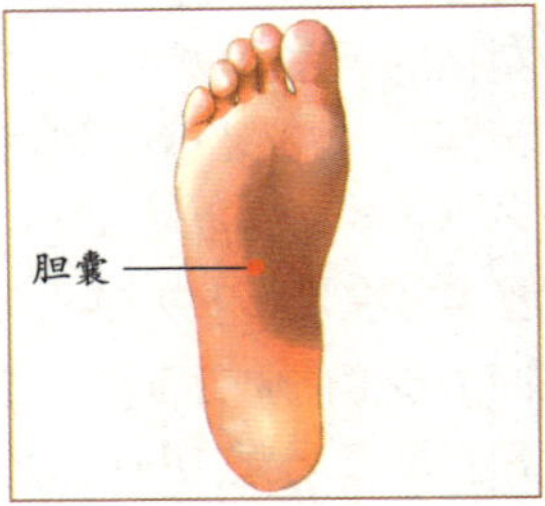

适用/ 急慢性胆囊炎、胆石症、消化不良、胆道蛔虫症等。

按摩方法/ 用单食指指间关节定点深压3~5次。

操作要领/ 节奏稍慢，有温热感，渗透力要强。

胃

定位/ 位于双足底第1跖趾关节后方约1横指处。

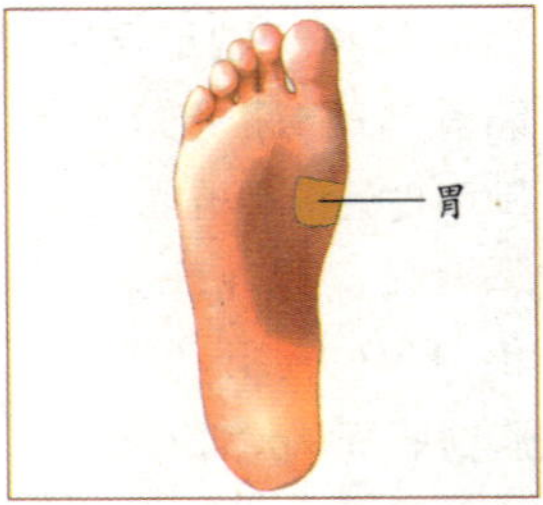

适用/ 胃脘痛、胃酸过多、胃溃疡、胃下垂，各种急慢性胃炎等。

按摩方法/ 用单食指指间关节定点按压或由前向后推按3~5次。

操作要领/ 按压节奏稍慢，有热感，渗透力要强。

胰脏

定位/ 位于双足足底，与胃反射区交叉。

适用／ 皮肤瘙痒等。

按摩方法／ 用单食指指间关节定点按压或由前向后推按3～5次。

操作要领／ 按摩力度均匀，逐渐用力以增强渗透力。

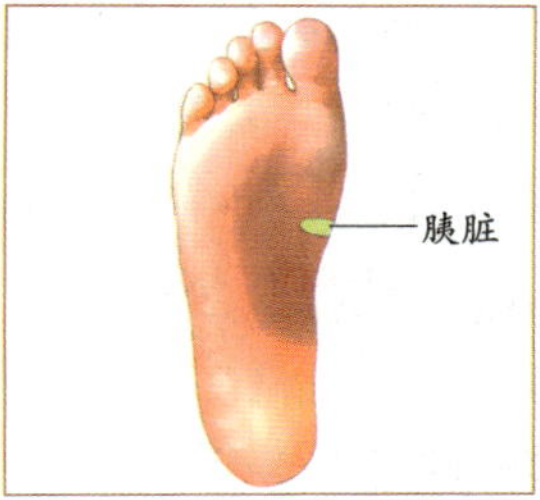

十二指肠

定位／ 位于双足足底第1楔状骨与第1跖骨关节的前方，胰反射区后方。

适用／ 十二指肠溃疡、消化不良、腹部饱胀、呕吐酸水等。

按摩方法／ 用单食指指间关节定点按压或由前向后推按3～5次。

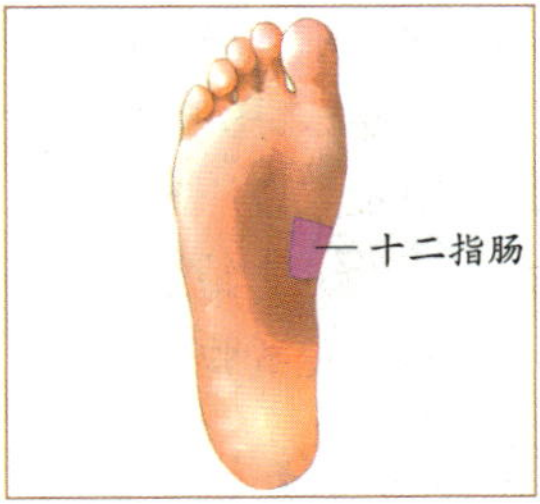

操作要领／ 按摩力度均匀，逐渐用力以增强渗透力。

小肠

定位／ 位于双足弓向上隆起所形成的凹陷处。

适用／ 胃肠胀气、腹痛腹泻、消化不良等。

按摩方法／ 用多指指间

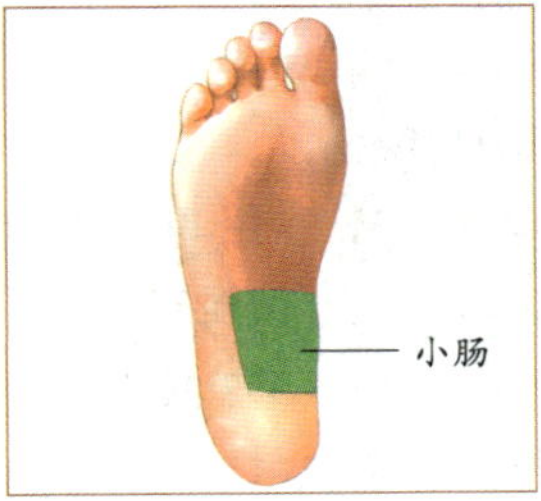

关节由前向后压刮3～5次。

操作要领/ 力度要均匀、适中，速度宜快，动作要有节奏，压刮后足底常有发热感。

盲肠和阑尾

定位/ 位于右足足底跟骨前缘靠近外侧，与小肠及升结肠反射区相邻。

适用/ 下腹部胀气、疼痛、阑尾炎、盲肠炎；可用于缓解手术后遗症等。

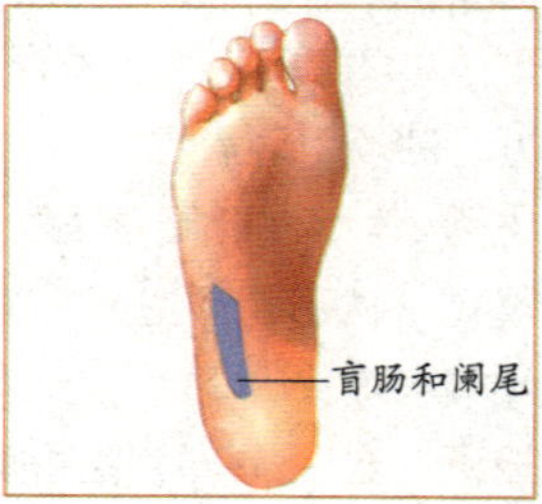

按摩方法/ 用单食指指间关节定点按压3～5次。

操作要领/ 力度均匀、平稳，避免滑脱。

回盲瓣

定位/ 位于右足底跟骨前端靠近外侧，在盲肠反射区前方。

适用/ 消化系统吸收障碍性疾病。

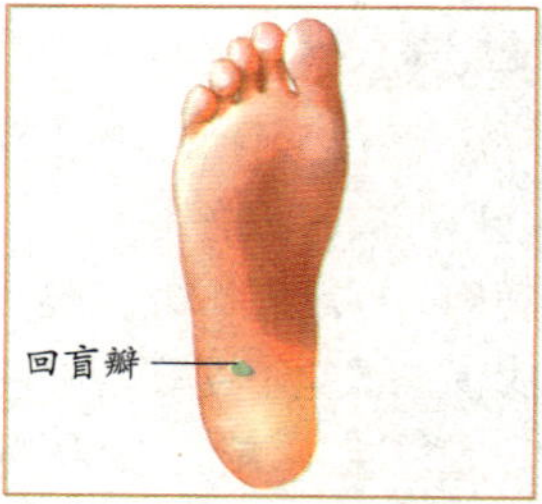

按摩方法/ 用单食指指间关节定点按压3～5次。

操作要领/ 力度均匀、平稳，避免滑脱。

升结肠

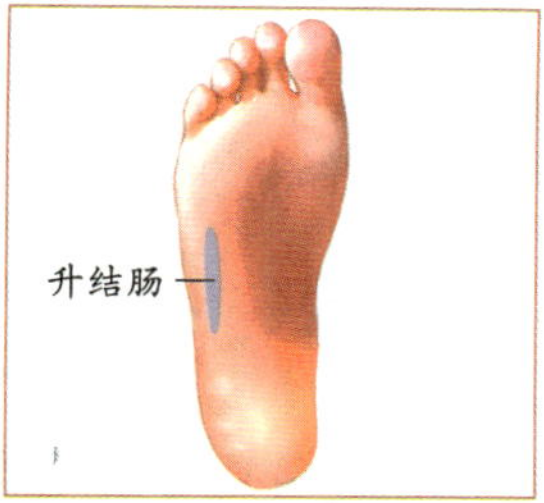

定位/ 右足足底小肠反射区外侧的带状区域。

适用/ 腹胀及结肠炎等。

按摩方法/ 用单食指指间关节，或拇指指腹由后向前推按3~5次。

操作要领/ 按摩力度均匀，逐渐用力以增强渗透力。

横结肠

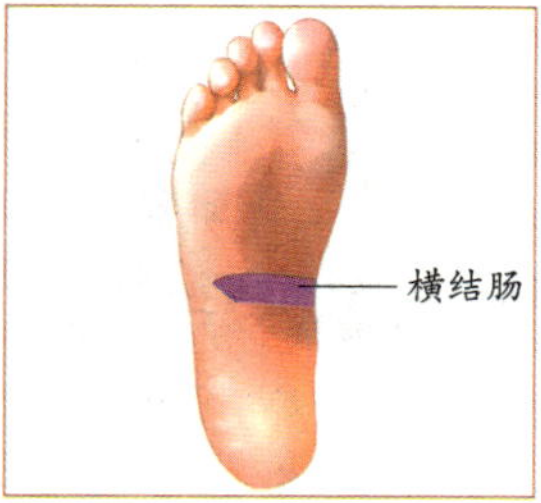

定位/ 位于双足足掌中线上，横贯足掌成一横带状。

适用/ 腹痛、腹胀等。

按摩方法/ 用单食指指间关节或者用拇指指腹压刮3~5次。

操作要领/ 按摩力度均匀，逐渐用力以增强渗透力。

乙状结肠和直肠

定位/ 位于左足底跟骨前缘，成带状区域。

适用/ 直肠炎、乙状结肠炎；肠息肉、直肠癌等。

按摩方法/ 可以用单食指指间关节或拇指指腹压刮

法压刮3～5次。

操作要领／按压时节奏稍慢，用力要均匀并逐次加重，有温热感，渗透力强。

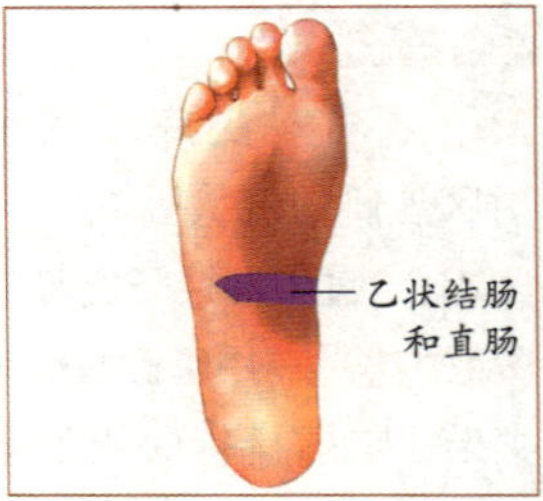

肛门

定位／位于左足底跟骨前缘直肠反射区的内侧端处。

适用／便秘、痔疮等。

按摩方法／用单食指指间关节定点按压3～5次。

操作要领／按压的方向最好从内下向外上，用力要均匀并逐次加重。

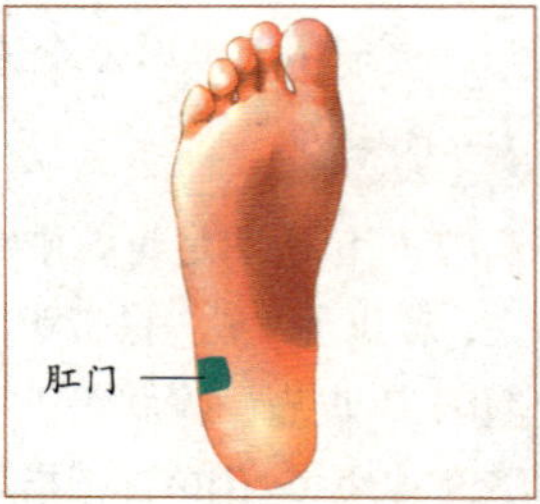

生殖腺（足底）

定位／位于足底跟骨中央处，另一部位在双足外踝后下方跟骨腱前方的三角形区域。

适用／男性阳痿、遗精、滑精、睾丸炎、附睾炎；女性月经不调、卵巢囊肿。

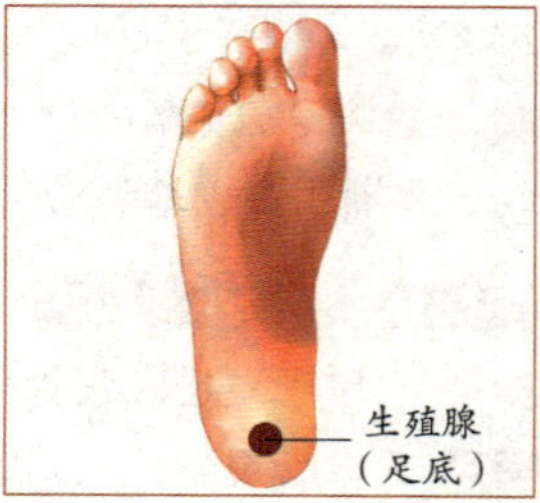

按摩方法/ 用单食指指间关节定点按压3～5次，或用拇指指腹按揉。

操作要领/ 按压时不要移动，力度均匀，逐渐用力以增强渗透力。

降结肠

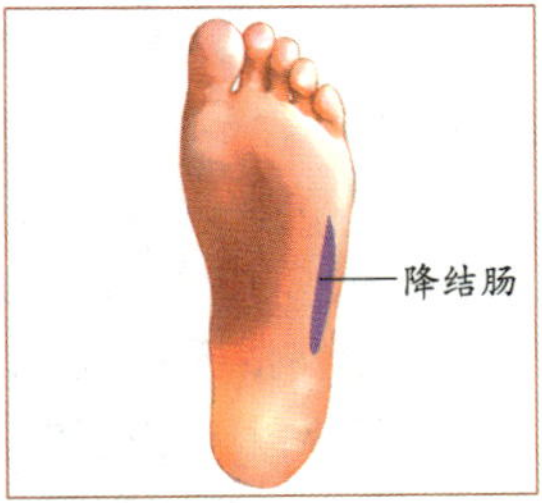

定位/ 位于左足掌中部，沿骰骨外缘下行至跟骨外侧前缘，与足外侧线平行成竖条状。

适用/ 消化系统疾病等。

按摩方法/ 用单食指指间关节或拇指指腹压刮法压刮3～5次。

操作要领/ 按压时节奏稍慢，有温热感，渗透力强。

失眠点

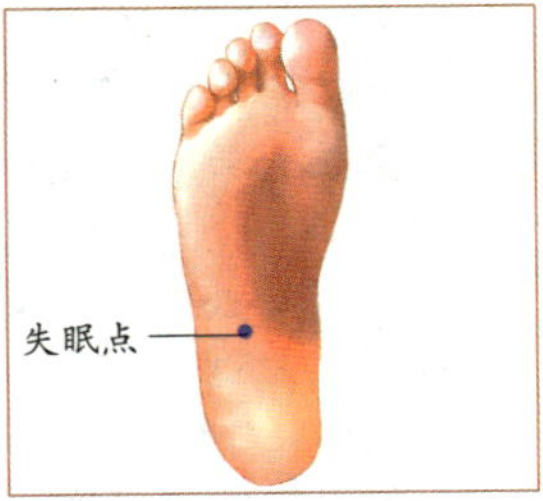

定位/ 位于双足底跟骨中央，在生殖腺反射区附近处。

适用/ 失眠、头昏头痛、记忆力减退；对盆腔病变有一定疗效。

按摩方法/ 用单食指指间关节定点按压3～5次，病情严重者，可多次按压。

操作要领/ 按压时节奏稍慢，有温热感，渗透力强。

血压点

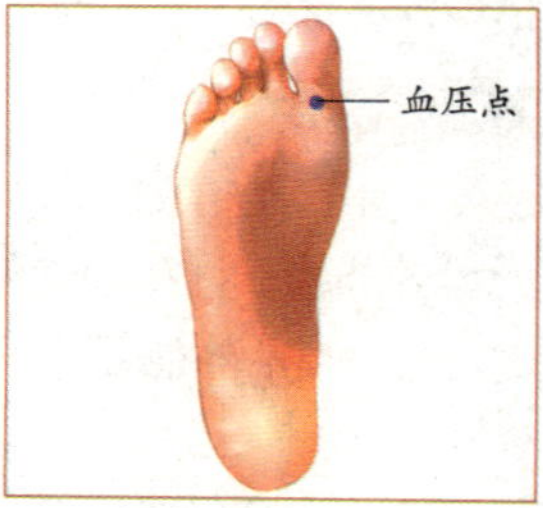

定位/ 位于双足足底踇趾近侧趾骨处。

适用/ 高血压、高血脂；头昏、头痛、眼胀、耳鸣；口干口苦，胸闷易怒等。

按摩方法/ 用单食指指间关节定点按压3～5次，病情严重者，可多次按压。

操作要领/ 顶压时节奏稍慢，逐渐用力，渗透力强。

保健指南

寒从脚起，热水泡脚好处多

俗话说“寒从脚下起”“人老脚先衰”“热水洗脚，胜吃补药”。每天若泡脚15分钟就能发挥保健作用。

如把双脚浸入到40℃左右的热水中，15～20分钟后头痛会明显缓解。这是因为双脚血管扩张，血液从头部流向脚部，可相对减少脑充血，从而缓解头痛。天气变冷之时，只要你动一动，便可享受“足疗”带来的好处。

足内侧反射区

颈椎

定位／ 双足䟳趾近侧节内侧处。

适用／ 颈椎骨质增生、颈椎错位等疾病。

按摩方法／ 用拇指指腹由前向后推压3～5次。

操作要领／ 力度均匀、平稳。

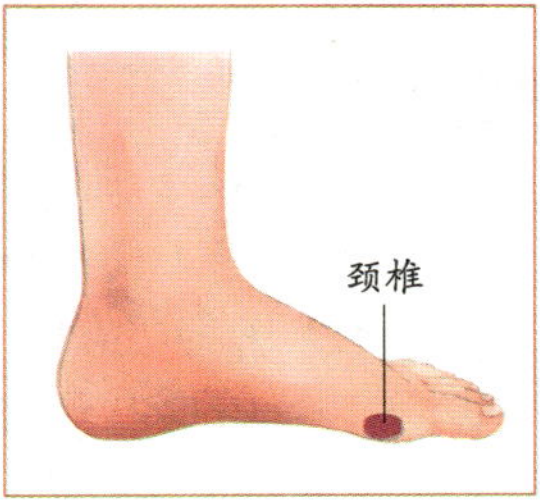

胸椎

定位／ 双足弓内侧，沿跖骨至楔骨关节处。

适用／ 胸椎骨折、胸椎后关节紊乱症等。

按摩方法／ 用拇指指腹由前向后推压3～5次。

操作要领／ 在按摩的时候一定要掌握好节奏，节奏稍慢，渗透力要强。

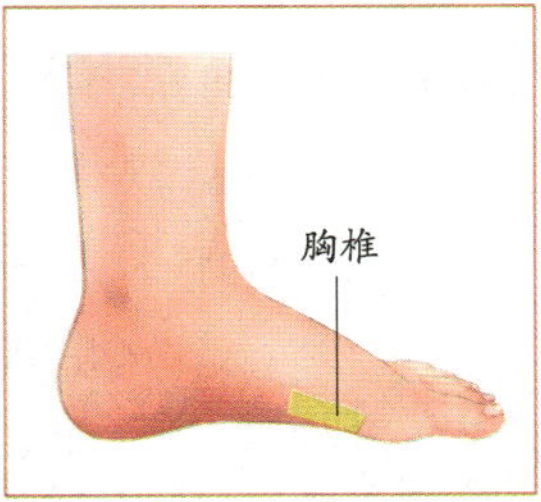

腰椎

定位／ 双足弓内侧缘，楔骨至舟骨下方。

适用／ 腰肌损伤、第三腰椎横突综合征等。

按摩方法/ 用拇指指腹由前向后推压3～5次。

操作要领/ 节奏稍慢，渗透力要强。

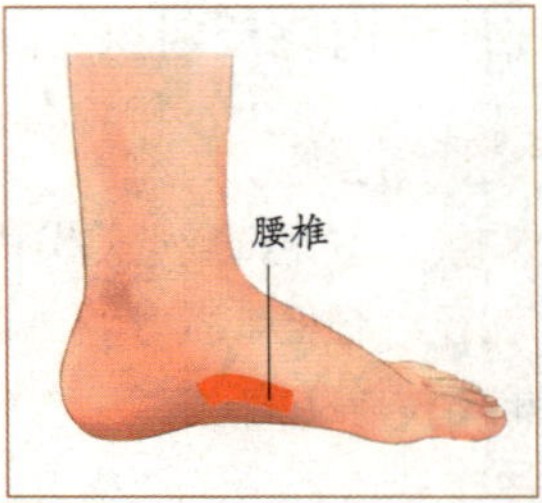

骶椎

定位/ 位于双足弓内侧缘，距骨下方至跟骨内侧前缘。

适用/ 腰骶部酸痛等。

按摩方法/ 用拇指指腹由前向后推压3～5次。

操作要领/ 感觉舒适为宜。

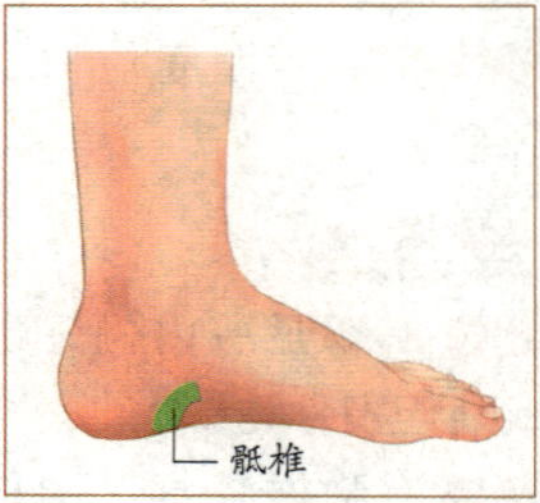

内尾骨

定位/ 双足底内侧，沿跟骨结节向后一带状区域。

适用/ 坐骨神经痛等。

按摩方法/ 以食指桡侧面在内踝后下方，由后向前刮压3～5次。

操作要领/ 节奏稍慢，渗透力要强。

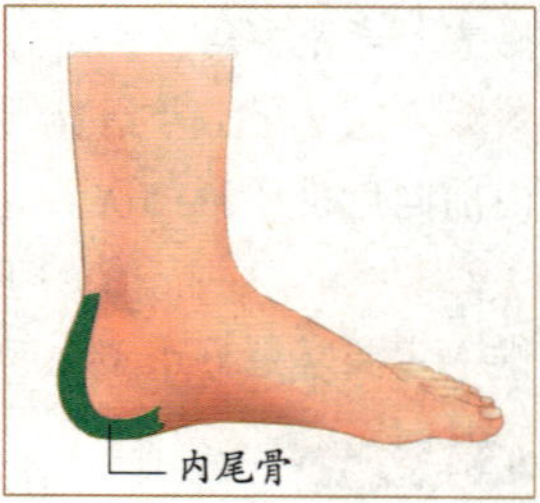

前列腺或子宫

定位／ 跟骨后内半侧，内踝下方区域。

适用／ 前列腺肥大、子宫肌瘤等生殖系统疾病。

按摩方法／ 双拇指指腹由后上向前下方推压3～5次。

操作要领／ 节奏稍慢，渗透力要强。

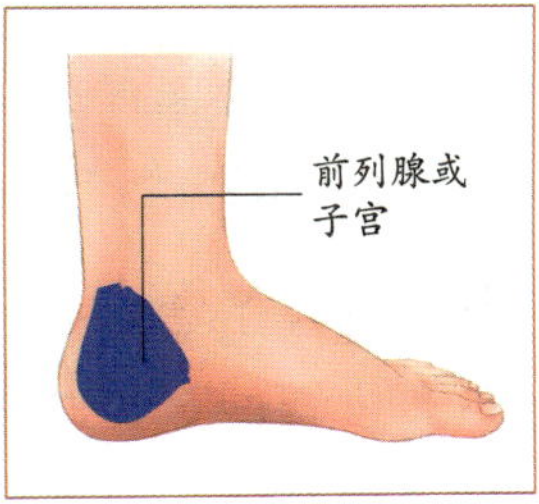

尿道（阴道或阴茎）

定位／ 位于前列腺反射区右侧。阴道或阴茎反射区也位于此部位。

适用／ 尿道炎、尿频、尿失禁、遗尿等。

按摩方法／ 用单食指指间关节从膀胱区后下方向内踝的后下方推3～5次。

操作要领／ 推压速度宜缓慢。

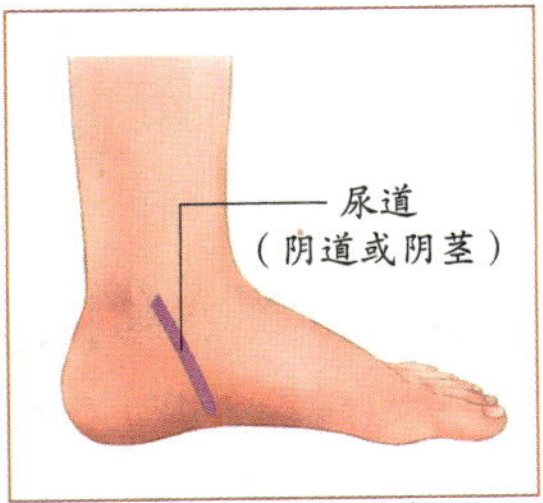

内侧坐骨神经

定位／ 双腿胫骨和腓骨中下段后缘处。

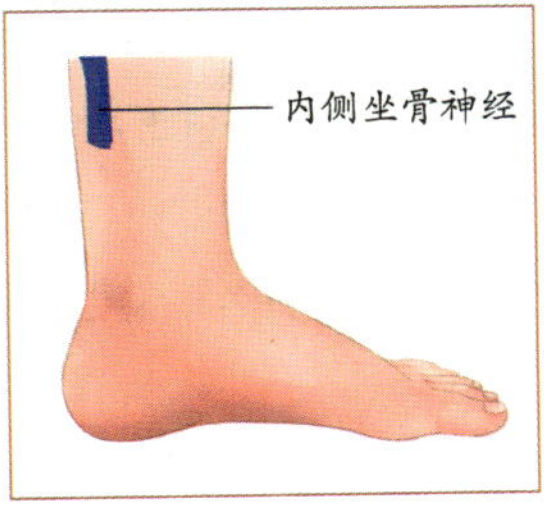

适用/ 坐骨神经炎、梨状肌综合征、腓总神经损伤等。

按摩方法/ 拇指指腹由下向上推按3～5次。

操作要领/ 按摩力度要均匀，可逐渐用力以增强渗透力。

内侧髋关节

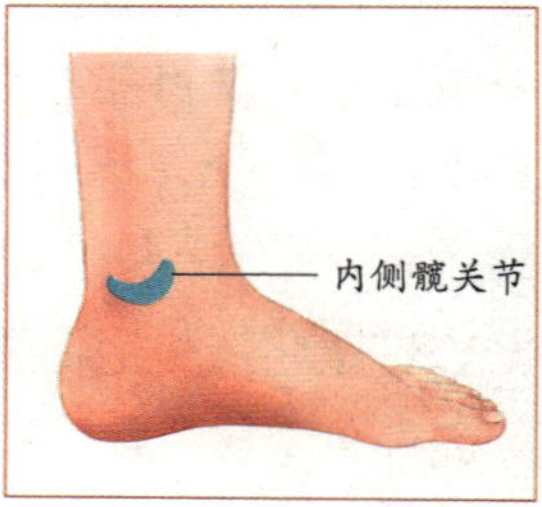

定位/ 内踝的下方和后下方的关节缝内。

适用/ 髋关节炎等。

按摩方法/ 拇指指腹绕内踝由前向后推压3～5次。

操作要领/ 该区较敏感，力度不宜过大。

直肠、肛门、括约肌

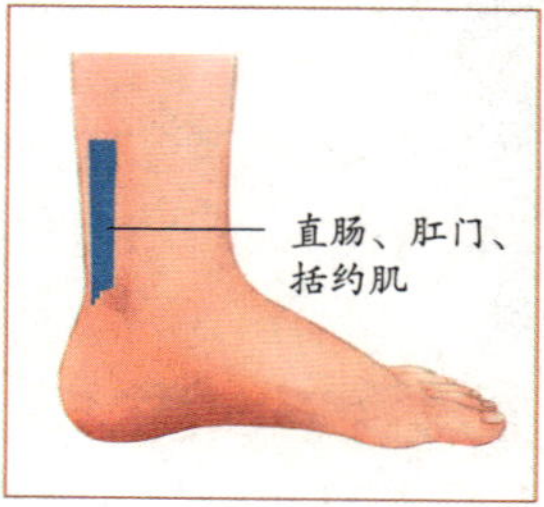

定位/ 内踝后方向上延伸4横指的一带状区域。

适用/ 脱肛、痔疮。

按摩方法/ 拇指指腹由下向上推压3～5次。

操作要领/ 推压速度宜缓慢进行。

足外侧反射区

肩关节

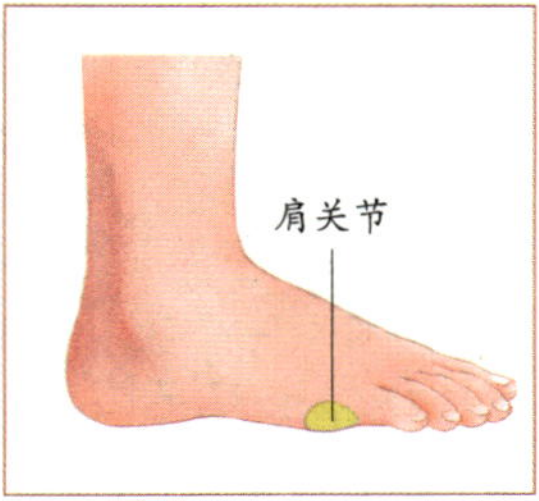

定位／ 双足底第5跖趾关节外缘凸起的后侧。

适用／ 肩周炎等。

按摩方法／ 可以用单食指指间关节由前向后压刮3～5次。

操作要领／ 力度均匀、平稳，避免滑脱。

手臂

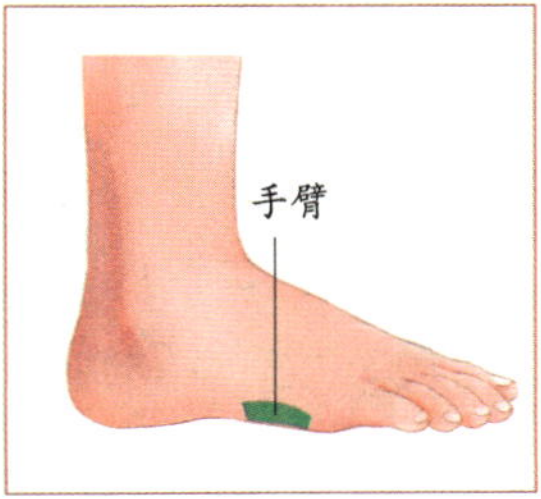

定位／ 肩部和肘关节反射区之间区域。

适用／ 上肢无力、肩关节周围炎、上肢酸痛麻痹等。

按摩方法／ 食指压刮法由前向后压刮3～5次。

操作要领／ 力度均匀、平稳，避免滑脱。

肘关节

定位／ 双足外侧第5跖骨与骰骨相连接的前方。

适用／ 肘关节外伤疼痛、功能活动障碍等病症。

按摩方法/ 双食指指间关节从前、后各向中部按压3～5次。

操作要领/ 按摩时掌握好节奏，力度均匀、平稳，避免滑脱。

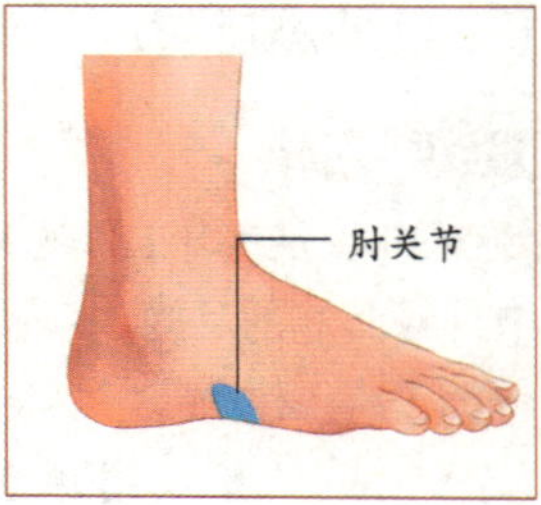

膝关节

定位/ 位于双足跟骨外侧下方的区域。

适用/ 半月板损伤等。

按摩方法/ 用单食指指间关节定点按压并环绕反射区半月形周边压刮3～5次。

操作要领/ 按摩时掌握好节奏，力度均匀、平稳，避免滑脱。

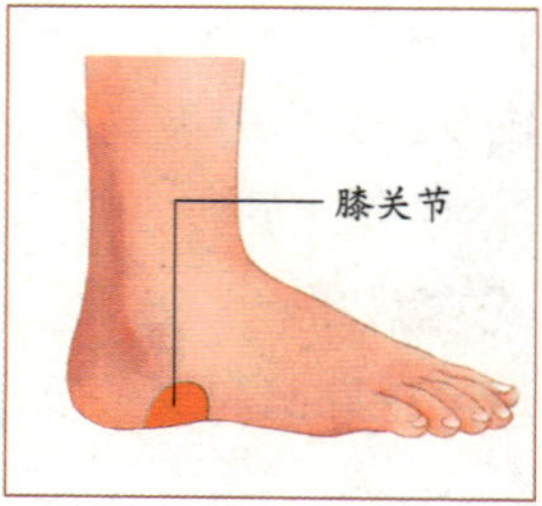

外尾骨

定位/ 位于双足外侧跟骨结节向后上一带状区域。

适用/ 尾骨脱位、尾骨骨折后遗症、坐骨神经痛，臀肌筋膜炎等。

按摩方法/ 用食指桡侧

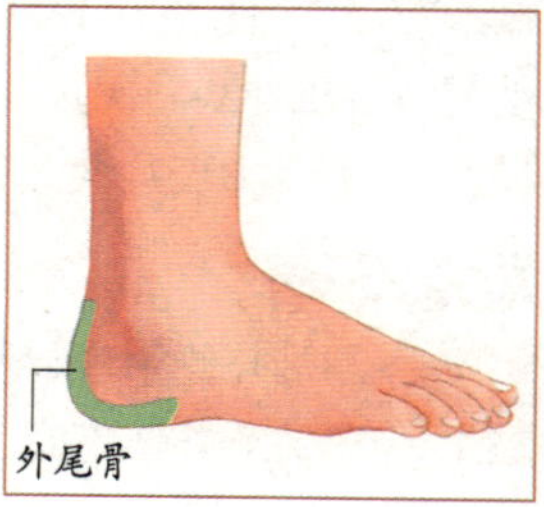

由上而下再向前刮、点、推压3～5次。

操作要领/ 力度均匀、平稳，避免滑脱。

生殖腺（足外侧）

定位/ 双足外踝后下方跟腱前方的三角形区域。

适用/ 阳痿、遗精、睾丸炎；月经不调、痛经、闭经、更年期综合征等。

按摩方法/ 双食指桡侧由反射区中点向两侧同时刮推3～5次。

操作要领/ 逐渐用力以增强渗透力。

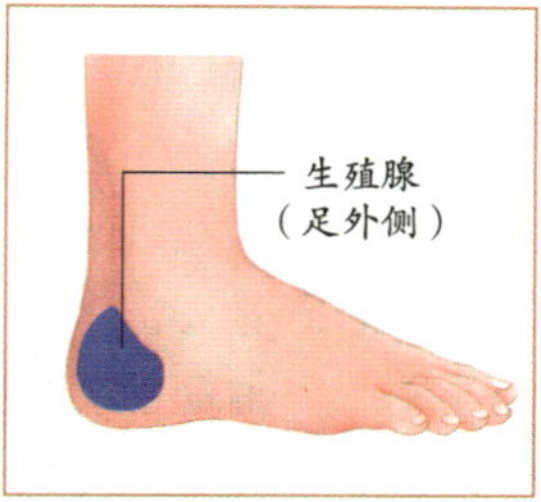

外侧髋关节

定位/ 外踝的下方。

适用/ 髋关节炎、髋关节扭挫伤、坐骨神经炎等。

按摩方法/ 拇指指腹绕外踝由前向后推压3～5次。

操作要领/ 该区较敏感，力度不宜过大。

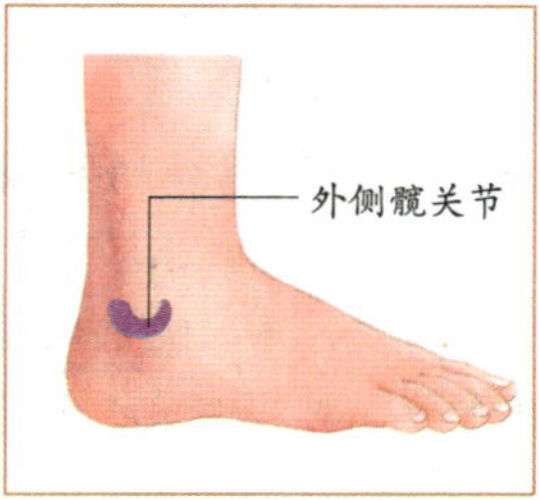

下腹部

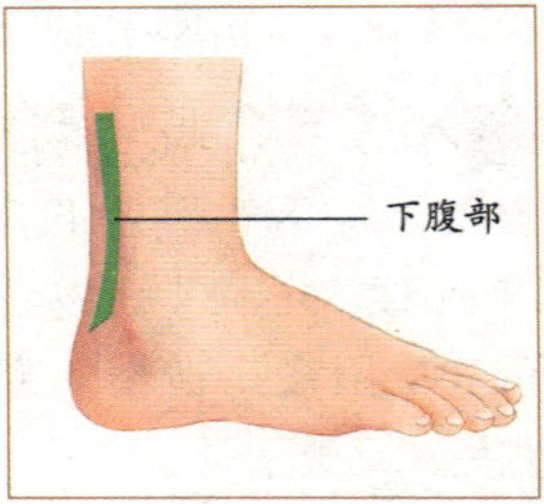

定位／ 外踝后方的凹陷带状区域至外踝上3寸。

适用／ 经期腹痛、月经不调、性功能低下、盆腔及会阴部等疾病。

按摩方法／ 拇指指腹由下向上滑压3～5次。

操作要领／ 辅助手要扶持足跟并抬高；向上推时关键在于外踝后上方用力，以获得酸胀感。按摩时掌握好节奏，逐渐用力以增强渗透力。

外侧坐骨神经

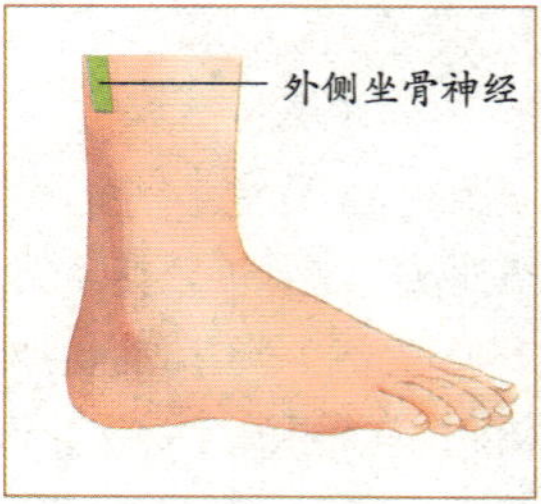

定位／ 胫骨和腓骨外侧中下段后缘处。

适用／ 坐骨神经痛和发炎、腰腿疼痛、下肢关节炎。另外，平时经常揉捏此部位，对瘦腿及防止静脉曲张有很好的功效。

按摩方法／ 用拇指指腹由下向上推按3～5次。

操作要领／ 按摩力度均匀，逐渐用力以增强渗透力。

足背反射区

上颌骨

定位/ 位于双足足背𧿹趾远侧趾节骨横纹前方成带状区域。

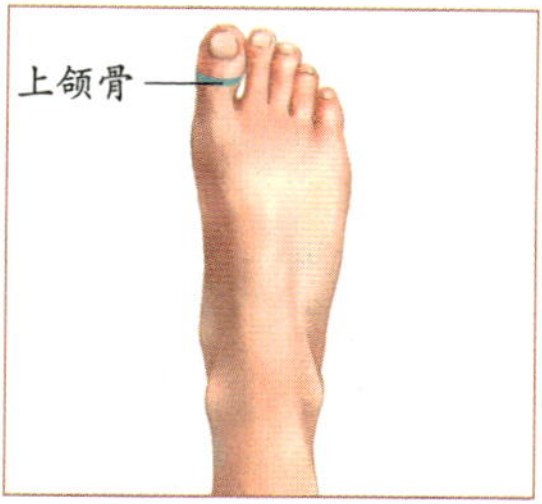

适用/ 牙痛、上颌感染、口腔溃疡、牙周病等。

按摩方法/ 拇指指腹由内向外平推3~5次。

操作要领/ 靠紧𧿹趾趾间关节的远侧由内向外推摩，不能来回摩擦；若要增加美容效果，可用𧿹趾端扣掐甲根及甲旁。

下颌骨

定位/ 双足足背𧿹趾趾间关节后方的带状区域。

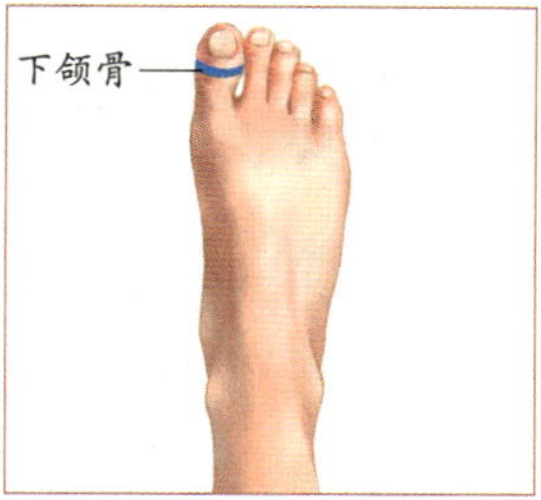

适用/ 牙痛、下颌感染、下颌关节炎等。

按摩方法/ 拇指指腹由外向内平推3~5次。

操作要领/ 靠紧𧿹趾趾间关节的近侧由内向外推摩，不能来回摩擦。

扁桃体

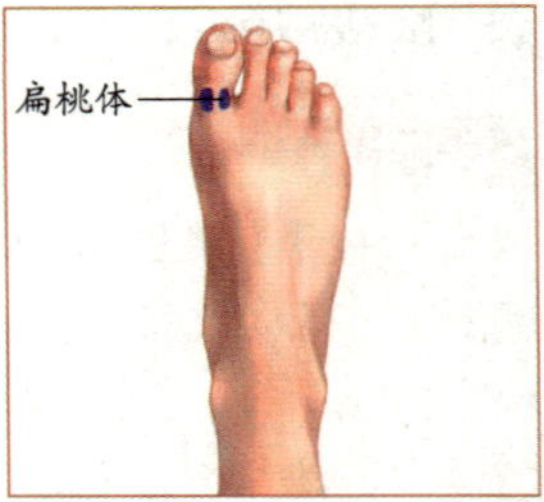

定位/ 位于双足踇趾背面第2节趾骨的两侧。

适用/ 慢性咽喉炎等。

按摩方法/ 用双拇指指端或双食指指端同时定点向中点挤按3～5次。

操作要领/ 按压时节奏稍慢，用力要均匀并逐次加重，有温热感，渗透力强。

咽喉

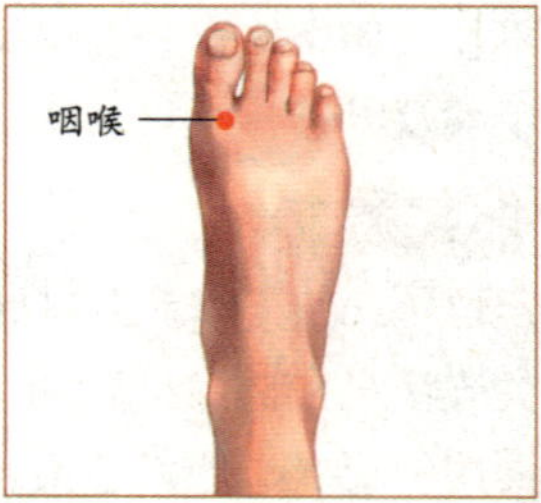

定位/ 第1跖骨关节外上方，靠足趾端。

适用/ 咽喉疾病。

按摩方法/ 用拇指指端或食指指端定点按压或按揉3～5次。

操作要领/ 定点按压，并逐次加大力度，但施力大小要因个人的承受能力而定。

气管、喉部

定位/ 位于双足背第1、2跖趾关节间，紧靠双足踇趾后端内侧。

适用/ 喉炎、气管炎、咽炎、失音、声门水肿、声音嘶哑等。

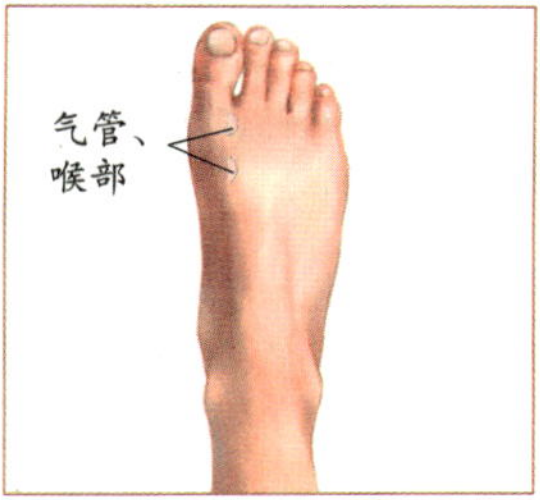

按摩方法/ 用拇指指端或食指指端定点按压或按揉3～5次。

操作要领/ 操作时要向第1跖骨基底部的内后方用力，以获得胀痛感为度；每次推完胸部淋巴后，顺势向后方顶压气管反射区。

胸部淋巴结

定位/ 胸部淋巴结位于双足背第1跖骨及第2跖骨间缝区域。

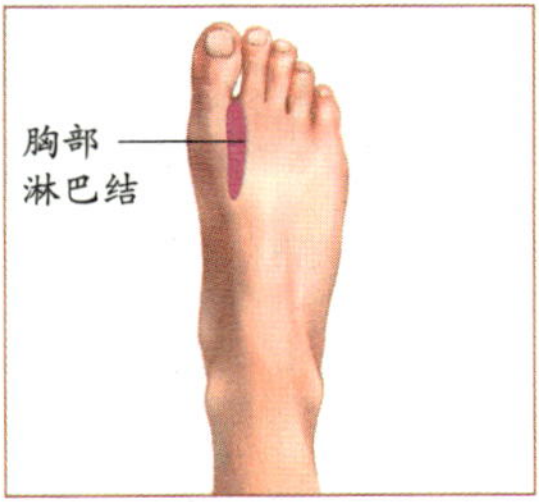

适用/ 各种炎症、发热、胸痛、乳房肿块、食道疾患等。同时能增强机体免疫力。

按摩方法/ 可用单食指桡侧由后向前进行刮压，可刮压3～5次。

操作要领/ 操作时，沿第1跖骨外侧用力向上推，以出现麻胀感为宜。

内耳迷路

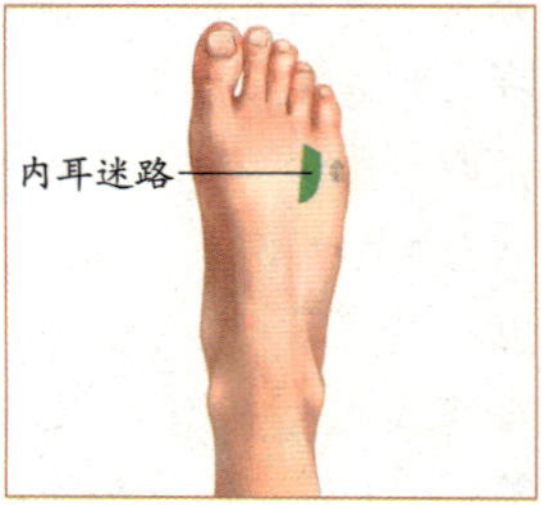

定位/ 位于双足背第4跖骨及第5跖骨之间的缝隙前段。

适用/ 头晕、晕车、晕船、高血压、低血压、耳聋、耳鸣、平衡障碍、梅尼埃病。

按摩方法/ 可用单食指桡侧由后向前进行刮压，刮压3～5次即可。

操作要领/ 按摩时，沿第5跖趾关节内侧向上推，以出现麻胀感为宜。保健时，可用双食指刮压法，同时刺激胸部淋巴结和内耳迷路，省时而连贯。

乳房、胸部

定位/ 位于双足足背第2跖骨、第3跖骨、第4跖骨之区域。

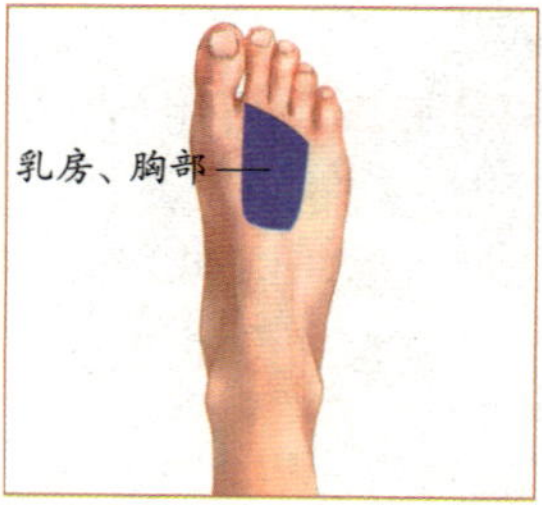

适用/ 乳腺炎、乳腺囊肿、胸闷、胸痛、经期乳房胀痛、食管疾病等。

按摩方法/ 用双拇指指腹由前向后推按，双拇指平推1次，单拇指补推1

次，各做3～5次。

操作要领／ 用双拇指指腹推，接触面积可以稍大一些，力度要均匀。

膈、横膈膜

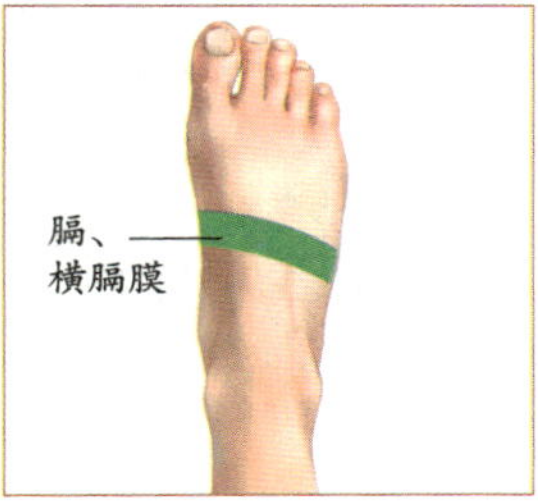

定位／ 位于双足背整个跗跖关节背侧连成一带状区域，横跨足背左右。

适用／ 呃逆；膈疝引起的腹部膨胀、腹痛、恶心、呕吐、呃逆等。

按摩方法／ 用双食指桡侧由反射区中点向两侧同时刮推3～5次。

操作要领／ 按摩时，双手食指从足背膈反射区的中央向两侧刮压较好。

内侧肋骨、外侧肋骨

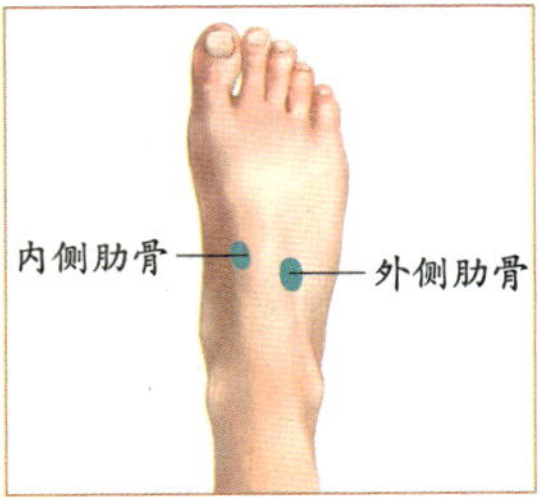

定位／ 内肋：位于双足背第1楔骨、第2楔骨与舟骨间的小凹陷中。外肋：位于双足背第3楔骨与舟骨、楔骨之间的小凹陷中。

适用／ 肋软骨炎、胸闷、

肋间神经痛、岔气、胸膜炎、肋骨骨折后遗症等。

按摩方法/ 双拇指指腹沿两个小凹陷推按，慢慢地左右分开，重复3～5次。

操作要领/ 按摩时，双拇指推按时节奏稍慢，用力要均匀并逐次加重，有温热感，渗透力强。

腹股沟

定位/ 位于双足足背下半身淋巴系统反射区下方约1厘米处。

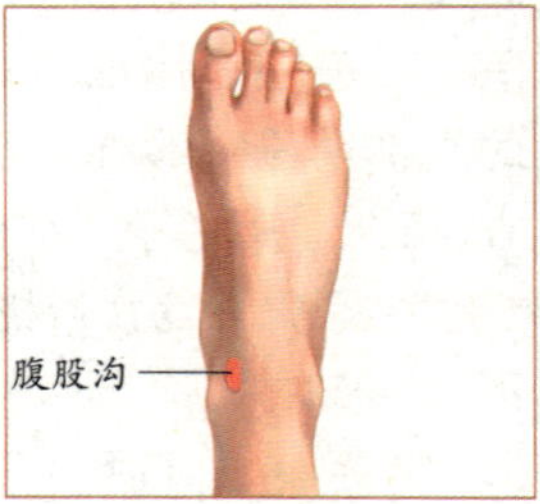

适用/ 生殖系统方面的各种慢性病症、性功能障碍、疝气等症。

按摩方法/ 扣指法，用拇指指腹定点按揉3～5次。

操作要领/ 按摩时，以出现胀感为度。

解溪

定位/ 位于双足背踝关节处，两筋之间的凹陷中。

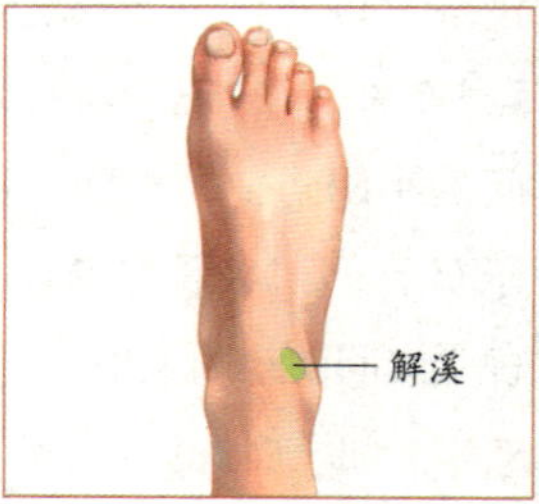

适用/ 气管炎、肺炎、痰多、气喘、腕关节疾患等。

按摩方法/ 用拇指指腹定点按揉3～5次。

操作要领/ 按压时可配合活动踝关节，用力要均匀并逐次加重，渗透力强。

上身淋巴系统

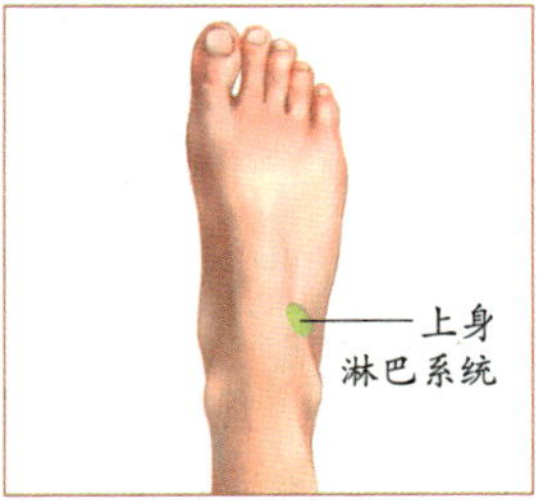

定位/ 位于双足外踝前，由距骨、跟骨和舟骨间构成的凹陷中。

适用/ 各种炎症、发热、腮腺炎、蜂窝织炎、子宫肌瘤等。同时能增强机体的抵抗力。

按摩方法/ 用单食指指间关节定点按压3～5次。

操作要领/ 可用手食指屈曲指间关节轻轻顶压，部位准确，按摩力度宜轻。

下身淋巴系统

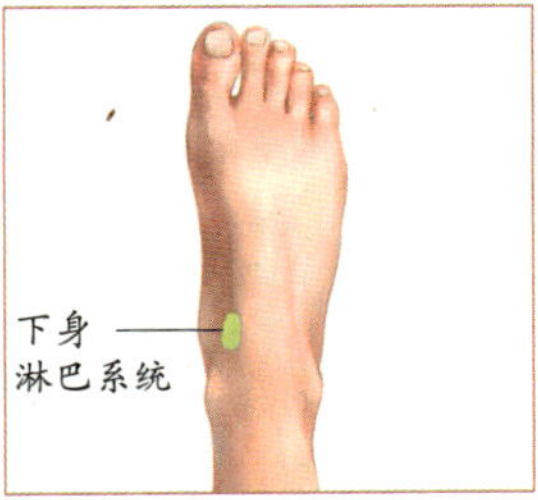

定位/ 位于双足内踝前方，由距骨、舟骨构成的凹陷部。

适用/ 各种炎症、发热、踝部肿胀、足跟痛、子宫肌瘤等，同时能增强机体抗病能力。

按摩方法/ 用单食指指间关节定点按压3～5次。

操作要领/ 可用手食指屈曲指间关节轻轻顶压，部位准确，按摩力度宜轻。

肩胛骨

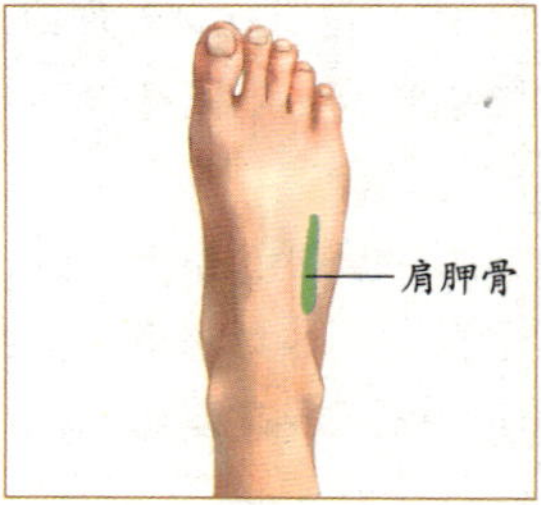

定位/ 位于双足足背第4、5跖骨与骰骨连成的带状区域。

适用/ 肩周炎、肩背部肌筋膜炎等。

按摩方法/ 用拇指指腹沿足趾向踝关节方向推按至骰骨处再左右分开，反复3~5次。

操作要领/ 按压时节奏稍慢，用力要均匀并逐次加重，有温热感，渗透力强。

保健指南

明目益智保健法

操作方法：先用右手拇指指腹按摩左足第1、2、3、5趾掌面(每个足趾1个8拍)，然后交换按摩右足的第1、2、3、5趾掌面(每个足趾1个8拍)。

第四章

手足按摩特别有效的病症

SHOU ZU AN MO TE BIE YOU XIAO DE BING ZHENG

身体出现疾病，多与经络和穴位息息相关。手足按摩则可以不同程度地刺激人体的皮肤、肌肉、关节、神经和血管等，从而增强五脏六腑的免疫力，修复受损的身心，达到防病、抗病、治病的目的。

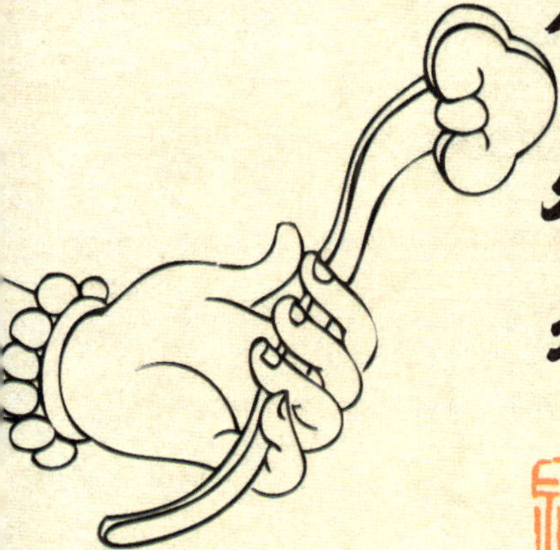

高血压

高血压是常见的心血管疾病，是一种以人体动脉血压持续性增高为主要表现的临床综合征。分为原发性和继发性两大类。收缩压≥140mmHg和（或）舒张压≥90mmHg，即可诊断为高血压。

手部按摩

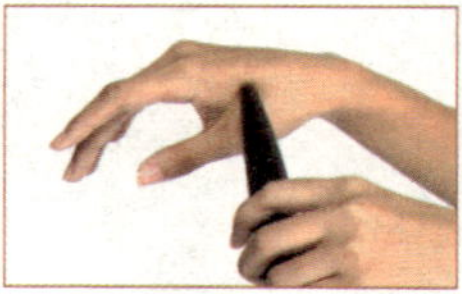

点按手针穴位命门点、肝点、心点各1～2分钟，以局部有酸胀痛感为佳。

足部按摩

❶ 食指指间关节压刮心反射区2～3分钟，力度由轻到重，不可过重。

❷ 食指指间关节点按肾上腺、腹腔神经丛、肾反射区各3～5分钟。

❸ 拇指指腹按揉大脑、垂体反射区各2～3分钟。

❹ 拇指、食指捏揉颈项、颈椎反射区各30次。

低血压

低血压是指成年人的收缩压低于90mmHg、舒张压低于60mmHg者。多发于青年女性、身体瘦弱者，特别在月经来潮期，血压多在80/50mmHg上下。

手部按摩

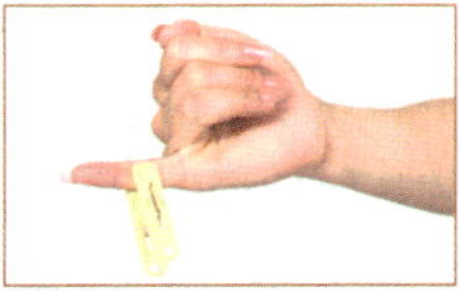

1. 衣夹夹手针穴位升压点、命门点，各2 分钟。
2. 拇指按揉或推按大脑、肾上腺、肾、输尿管、膀胱、平衡器官、肺反射区，各1分钟。
3. 按揉全息穴位肾、头、心、肺、生殖器等各点1～2分钟。

保健指南

低血压的人每日清晨可喝些淡盐开水，或吃稍咸的饮食以增加饮水量。

便秘

便秘是指大便干燥，排出困难，或者排便间隔时间较长，或虽有便意，但艰涩难下，常数日一次，甚至需用泻药或灌肠才能排出大便。长期便秘会带来很多不良后果，如肛裂、痔疮、脱肛等。

手部按摩

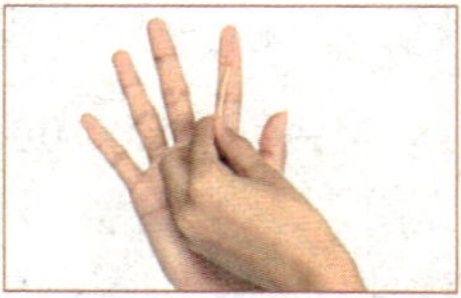

❶ 点按或按揉胃反射区3～5分钟，手法由轻到重，逐渐用力，至局部出现酸、胀、痛的感觉为度，按摩速度每分钟50～100次为宜。

❷ 拇指按揉肝、脾反射区3～5分钟，至局部有酸痛感为宜。手法尽量要均匀、柔和、有渗透力。

❸ 拇指指端掐揉或牙签后端点按手针穴大肠点，手法稍重，持续3～5分钟，力度适中。

足部按摩

❶ 食指指间关节压刮腹腔神经丛、肾、肾上腺、输尿管、膀胱、肝、胆、脾反射区1～2分钟。

❷ 食指指间关节点按大脑、小脑、脑干、心、甲状旁

腺反射区各1分钟。

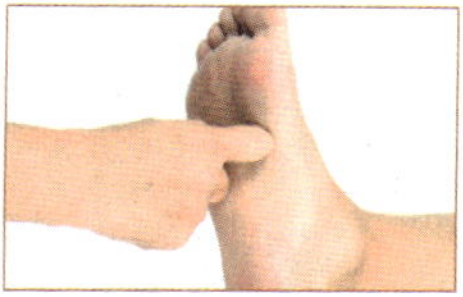

❸ 食指指关节压刮胃、胰、十二指肠、盲肠（阑尾）、回盲瓣反射区，各2分钟。

❹ 拳刮小肠反射区2分钟。

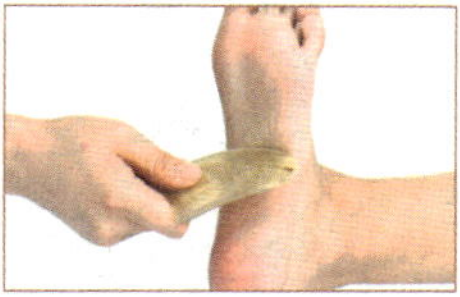

❺ 用按摩工具或梳子背推升结肠、横结肠、降结肠、乙状结肠、肛门反射区各2分钟。

❻ 拇指压推颈椎、胸椎、腰椎、骶椎反射区各2分钟，力度适中。

❼ 食指指间关节点按上、下身淋巴系统反射区各1分钟，力度适中。

保健指南

防治便秘要注意吃些粗粮和杂粮。粗粮杂粮消化后残渣多，可以增加对肠道的刺激，利于大便排出。比如，取新鲜菠菜洗净，放入开水中烫2～3分钟，取出切碎后，用少许麻油、精盐、味精拌食。每日1～2次，连吃数天，能充分刺激肠蠕动，达到通便的效果。

慢性胃炎

慢性胃炎是指由不同病因所致的胃黏膜慢性炎症，最常见的是慢性浅表性胃炎和慢性萎缩性胃炎。大多数慢性胃炎是喜欢食用刺激性食物导致的，为了避免患慢性胃炎，养成良好的饮食习惯很重要。

手部按摩

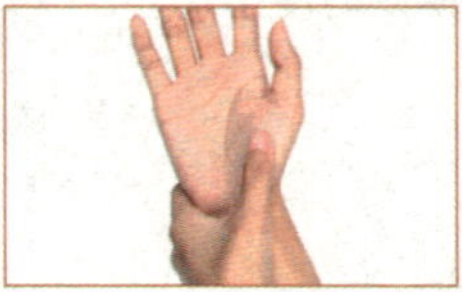

❶ 揉掐手针穴位胃肠点、三焦点、脾点、大肠点、小肠点，各点揉掐1～2 分钟，以局部有热胀感为度。

❷ 从胃、十二指肠、肾、输尿管、膀胱、肺、脾、腹腔神经丛、小肠、大肠反射区中，每次选4～5个，以中等力度按揉或推按30～50次，以局部有酸胀感为度。

❸ 在全息穴位脾、胃、十二指肠各按揉2分钟，缓慢放松。

慢性腹泻

慢性腹泻是消化系统疾病中的常见疾病。病程在2个月以上的腹泻或间歇期在2～4周内的复发性腹泻称为慢性腹泻。引发慢性腹泻的原因包括肠道感染、肿瘤、小肠吸收不良以及生理性腹泻等。

足部按摩

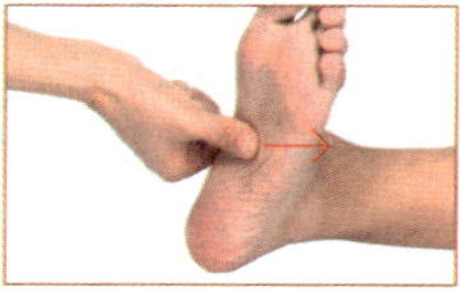

1. 食指关节压刮腹腔神经丛、肾、肾上腺、输尿管、膀胱、尿道反射区。
2. 食指指关节压刮胃、胰、脾、肝、胆反射区，其中胃反射区可用双食指压刮法。
3. 用食指指间关节刺激小肠反射区，然后用拳背面叩击此反射区2～3分钟。
4. 拇指压推十二指肠、升结肠、横结肠、降结肠、乙状结肠及直肠、肛门反射区。
5. 拇指压推下腹部、生殖腺反射区。
6. 拇指压推足背上、下身淋巴反射区。

胃酸过多

胃酸过多指酸水由胃中上泛。胃酸过多常因肝火内郁，胃气不和，或脾胃虚寒，不能很好地消化食物而发生。胃酸可以帮助消化，但如果胃酸过多反而会伤及胃、十二指肠，甚至将黏膜、肌肉“烧破”，造成胃溃疡等疾病。

足部按摩

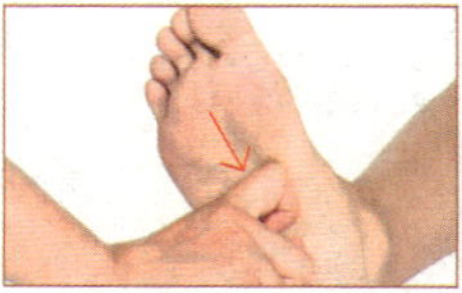

❶ 食指指间关节压刮腹腔神经丛、肾、输尿管、膀胱、肝、胆、脾反射区2～3分钟。

❷ 用食指和中指的指间关节点小脑及脑干、心、盲肠（阑尾）、回盲瓣各1分钟。

❸ 食指指间关节压刮胃、胰、十二指肠反射区，各2分钟。

❹ 拳刮小肠反射区2分钟。

❺ 拇指推升结肠、横结肠、降结肠、乙状结肠、肛门反射区各1分钟。

❻ 食指指间关节点压上、下身淋巴系统反射区各1分钟。

呕吐

呕吐是消化系统常见症状之一，由于胃失和降、气逆于上所致，是食物或痰涎等由胃中上逆而出的病症。呕吐分为三个阶段，即恶心、干呕和呕吐，但有些呕吐可无恶心或干呕的先兆。呕吐的主要表现为恶心、食物或痰等经口吐出。

足部按摩

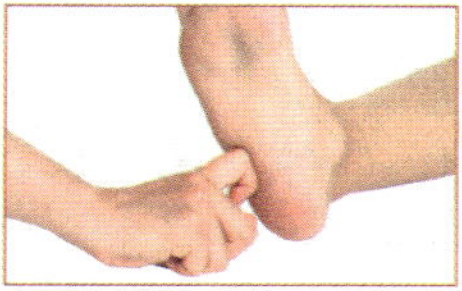

❶ 食指指间关节压刮大脑、垂体、小脑及脑干、腹腔神经丛、肾、肾上腺反射区，各3～5次。

❷ 食指指间关节压刮胃、胰、十二指肠反射区，反复操作3～5分钟。

❸ 食指指间关节压刮肝、胆囊、脾、盲肠（阑尾）、回盲瓣反射区各1～2分钟。

❹ 食指指间关节刮小肠反射区5～8次，然后拇指压推升结肠、横结肠、降结肠、乙状结肠、肛门反射区，反复按摩5～8次。

慢性胆囊炎

慢性胆囊炎是一种胆囊慢性炎症病变。一部分为急性胆囊炎迁延而成，但多数既往并无急性发作史。少数长期慢性胆囊炎及合并胆道结石阻塞的患者，可引起急性胰腺炎或胆汁性肝硬化的发生。

足部按摩

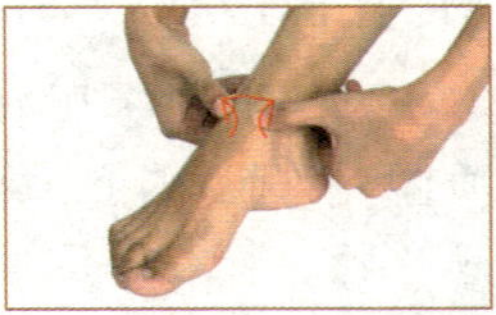

❶ 食指指间关节压刮肝、胆、肾上腺、肾、脾等反射区各30次，以局部有轻微胀痛感为宜。

❷ 食指指间关节推压胃、胰、十二指肠、腹腔神经丛、小肠、大肠等反射区各10次。

❸ 双拇指指腹揉或食指指间关节点按上、下身淋巴系统反射区，用力以能耐受为度，手法连贯，最后缓慢结束。

小儿腹泻

小儿腹泻是小儿常见病之一，四季都可发病，夏秋季为多发季节。

手部按摩

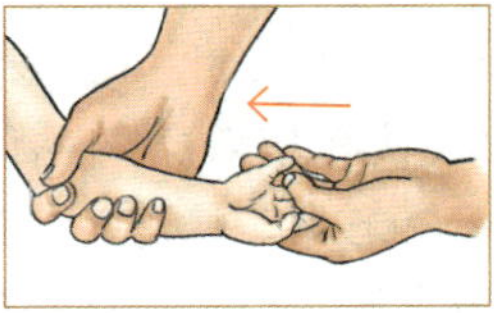

❶ 在操作处涂抹介质以免损伤患儿皮肤，常用的介质有爽身粉、滑石粉等，家长用右手固定患儿手臂，左手拇指推患儿拇指桡侧100～300次。

❷ 家长用左手固定患儿手臂，推患儿食指桡侧100～300次。

❸ 家长用左手固定患者手掌，右手拇指轻揉患儿大鱼际100～300次。

❹ 家长用双手提捏脊柱两侧皮肤2～4次。

脂肪肝

脂肪肝是由各种原因引起肝内脂肪沉积过多的疾病，多由肥胖、酗酒、营养不良等因素造成。

足部按摩

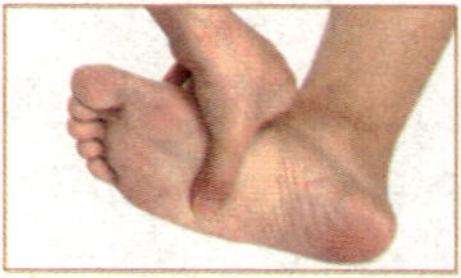

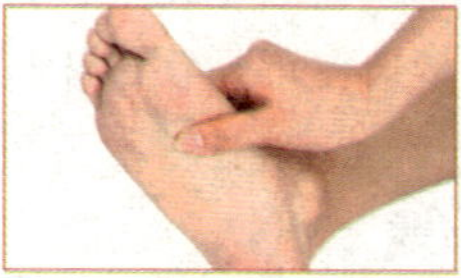

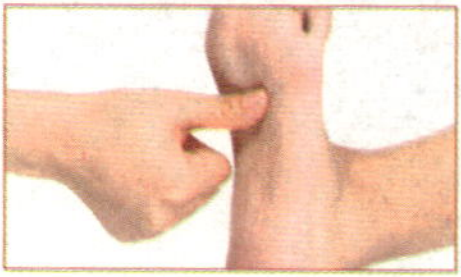

1. 按揉肾、肝、胆反射区各50次，按摩力度以局部胀痛为宜。
2. 推按肾、输尿管、膀胱、尿道反射区，反复操作5次，由足趾向足跟方向推按。
3. 点按胃、十二指肠、腹腔神经丛、胸椎、甲状旁腺反射区各20次，按摩力度以局部胀痛为宜。
4. 食指指间关节按揉脑、垂体反射区，按揉约50次。
5. 依次推按肾上腺、腹腔神经丛、肾、输尿管、膀胱、尿道反射区2分钟。

高脂血症

血脂主要是指血清中的胆固醇和甘油三酯。胆固醇含量增高或甘油三酯的含量增高，或是两者都增高，统称为高脂血症。调查显示，由高脂血症引发的各种心脑血管病已成为威胁中老年人生命的祸首。

手部按摩

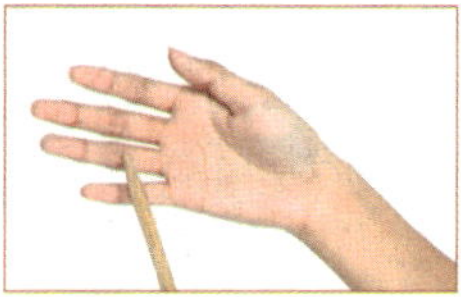

❶ 用按摩棒点按手针穴位脾点、肾点、三焦点、肝点、小肠点等，各2～3分钟，以局部有热胀感为宜。

❷ 选择性点按或推按肾、输尿管、膀胱、肺、垂体、脾、胃、十二指肠、小肠、上下身淋巴结等，各点按或推按1～2分钟，以可以耐受为度，推按速度为每分钟30～60次，至局部有明显的酸胀感为佳。

❸ 按揉全息穴位心、肺、脾胃、肝胆、肾等，各2分钟，缓慢放松。

足部按摩

❶ 食指指间关节推压头部、胰、小肠、甲状腺等反射

区，每个反射区按摩各20～30次，逐渐用力，以局部感到有酸痛感为宜。

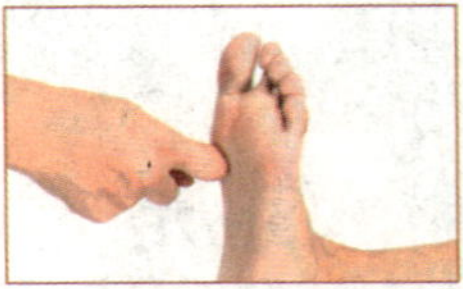

❷ 拇指指腹推揉肝、胆、脾、肾等反射区，每区各推揉30次，按摩力度以可以承受为度，以局部有胀热痛感为宜。

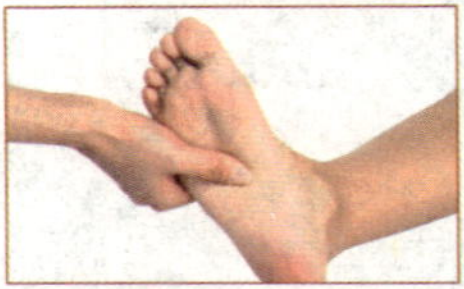

❸ 食指指间关节按揉大脑、垂体，按揉约50次，逐渐用力，以局部有胀痛感最佳，或用艾条灸这些反射区。

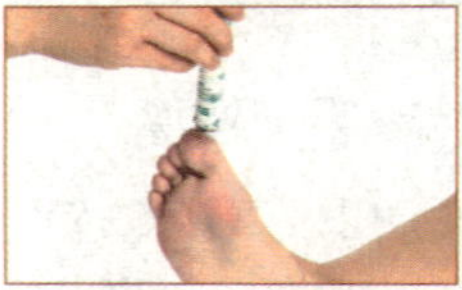

❹ 依次推按肾上腺、腹腔神经丛、肾、输尿管、膀胱、尿道反射区，每个反射区按摩2分钟，以局部有明显的酸胀感为佳。

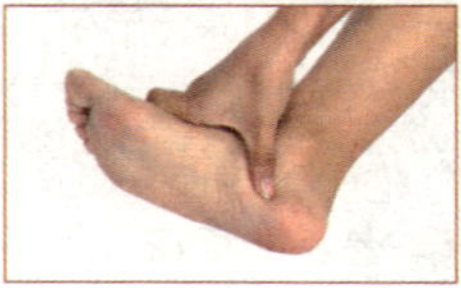

保健指南

高脂血症患者，应适当增加膳食纤维的摄入，提倡食用全麦、粗粮、杂粮，多吃新鲜蔬菜、水果和薯类，适量吃坚果；同时，摄入充足的蛋白质，多选择海鱼、植物性蛋白尤其是大豆蛋白（含植物固醇）和菌藻类蛋白质。

糖尿病

糖尿病是由遗传和环境因素相互作用引起的常见病，临床以血糖升高为主要标志，临床诊断标准通常为：有糖尿病症状，平时静脉血糖≥11.1mmol/L或空腹血糖≥7.8mmol/L，即可确诊为糖尿病。

手部按摩

1. 按揉手针穴位肺点、脾点、肾点、三焦点、心点等各穴位，每穴按揉1～3分钟，逐渐用力，以局部有酸胀感为佳。
2. 按揉心肺、脾胃、肾等反射区，每个部位按揉3～5分钟，至局部有热胀感为最佳。
3. 点揉或推按胰腺、胃、小肠、垂体、肾、输尿管、膀胱、腹腔神经丛等反射区，每处各按摩1分钟，以局部有热胀感为宜。按摩时，不可突然发力，要逐渐用力，力度由轻到重。坚持按摩，对预防糖尿病的各种并发症预防有积极的效果。

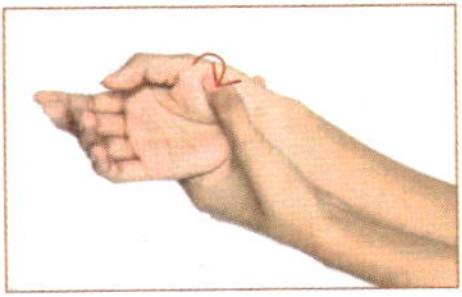

足部按摩

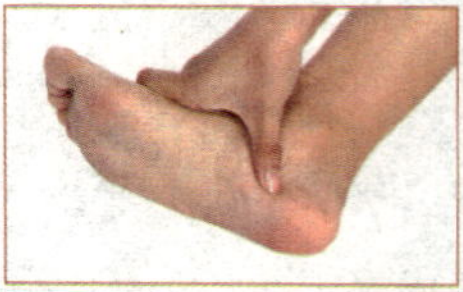

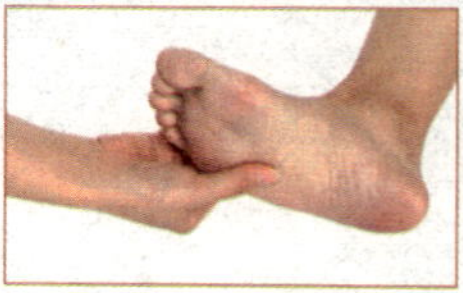

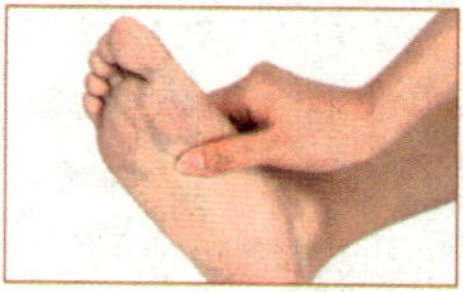

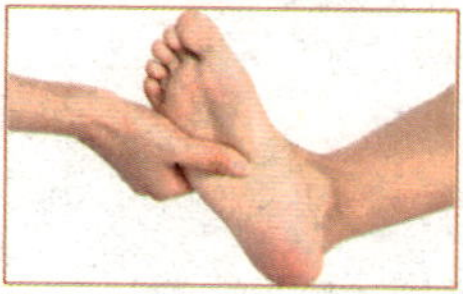

❶ 推按腹腔神经丛、肾上腺、肾、输尿管、膀胱反射区各2分钟。

❷ 拇指推压脾、胰、肝、胆反射区各1～2分钟。

❸ 点按额窦、脑垂体、眼、胃、心反射区各1分钟。

❹ 循序渐进按摩足踇趾内侧，从趾根到趾尖处硬块或条索状物，使硬块逐渐变柔软至散开。

❺ 依次推按肾上腺、腹腔神经丛、肾、输尿管、膀胱、尿道反射区各2分钟。

❻ 以艾条灸以上反射区同样有效。

小腿抽筋

外界环境的寒冷刺激、疲劳、睡眠和休息不足、女性雌激素下降、骨质疏松、血钙水平过低、睡眠姿势不当等都可能引起小腿抽筋。

足部按摩

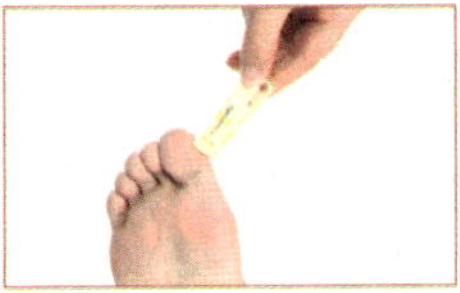

❶ 用夹子夹按大脑反射区，点按垂体、脾、胃、胸部淋巴结、上下身淋巴结反射区各5～10次，力度以局部有胀痛感为宜。

❷ 拇指依次压推升结肠、横结肠、降结肠、乙状结肠、直肠反射区，反复操作5～10次。

❸ 依次点按肩、肘、膝、髋关节反射区各10～20次，按摩力度以局部有酸痛感为宜。

❹ 推按颈椎、胸椎、腰椎、骶椎、尾骨反射区，反复操作10次，各穴位连续做1遍为1次。

❺ 依次点按或压刮肾、肾上腺、输尿管、膀胱、尿道反射区，反复操作10次，力度以局部有胀痛感为宜。

疝气

中医学认为，儿童患疝气病是由于发育不健全，老年人患疝气病是体质虚弱、中气不足等导致气血运行受阻、不畅、滞留，腹腔内产生负压，腹腔内气压增大，迫使腹腔内的游离脏器突出所致。

足部按摩

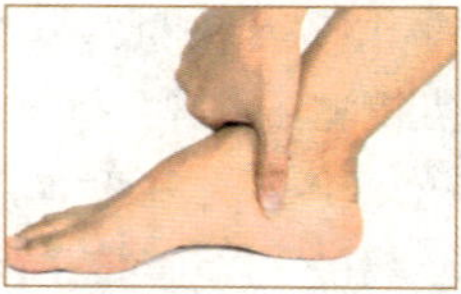

❶ 食指指间关节依次压刮肾上腺、腹腔神经丛、肾、输尿管、膀胱、尿道反射区，力度适中，反复操作3分钟。

❷ 揉压两足前列腺、生殖腺反射区，力度适中，各5分钟。

❸ 推压脑、脑垂体、性腺、下腹部、腹股沟反射区，各3～5分钟，每日1～2次，一般连续治疗3天即可见效。

❹ 用食指指间关节分别点压上、下身淋巴反射区各3～5分钟。

❺ 手掌搓擦肾上腺、肾反射区各3次，至足有透热感。

口腔溃疡

口腔溃疡是常见病，通常经过休息、饮食调节、保持大便通畅等可以自愈。B族维生素缺乏或心火上炎是引起口腔溃疡的主要原因。

足部按摩

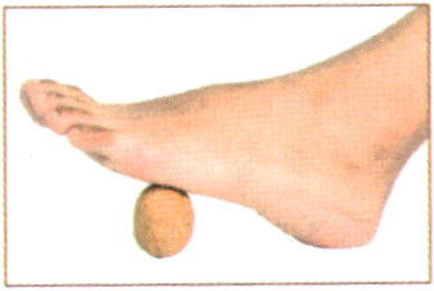

❶ 拇指压推法刺激肾、输尿管、膀胱、尿道反射区各5次。

❷ 食指指间关节点按或踩核桃按压脑垂体、肾上腺、心、肝、脾、生殖腺反射区各5～10次。

❸ 食指指间关节点按大脑、小脑及脑干、上身淋巴结系统、下身淋巴系统、上颌、下颌反射区，逐渐用力，各10次，按摩时以被按摩者有酸痛麻胀感为宜。

保健指南

蒲公英干品20克，加清水适量煎沸，代茶温饮，每日1剂即可，一般治疗口腔溃疡3日可见效。

慢性鼻炎

慢性鼻炎是指鼻腔黏膜及黏膜下层的慢性炎症。急性鼻炎反复发作或治疗不彻底是导致慢性鼻炎的最常见原因。此外，外界有害气体、粉尘、潮湿、干燥、高温等长期刺激都可导致本病加重。

足部按摩

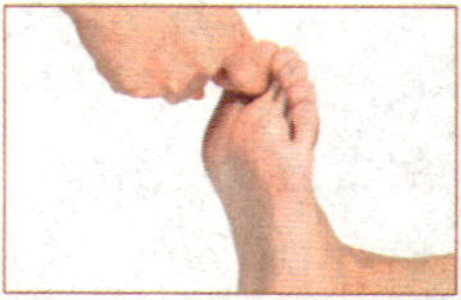

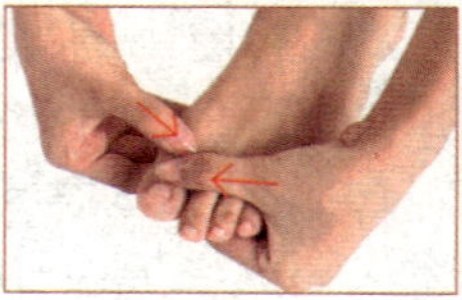

❶ 食指指间关节刮肾上腺、腹腔神经丛、肾、输尿管、膀胱、额窦、大脑反射区3～5次。

❷ 食指指间关节点按垂体、小脑及脑干、甲状腺、甲状旁腺反射区3～5次。

❸ 拇指推按鼻、肺及支气管、脾反射区各2～3分钟。

❹ 食指尺侧缘刮生殖腺反射区3～5次。

❺ 拇指推按上颌、下颌、扁桃体、喉与气管、胸部淋巴结（胸腺）、上身淋巴系统、下身淋巴系统反射区各3～5次。

过敏性鼻炎

过敏性鼻炎者大多有过敏家族史，但近年由于大气污染加剧，使有些原本非过敏性体质的人也演变成过敏性体质，从而使过敏性鼻炎的发病率呈增高趋势。

足部按摩

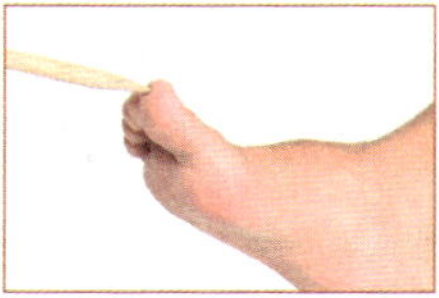

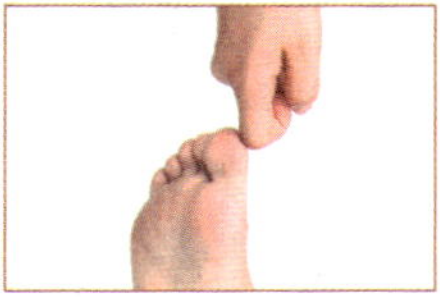

❶ 按摩前，先用热水泡脚15～20分钟。

❷ 单食指压刮或用尖状物点按额窦、肺、胃、肾、脾反射区各30次，以局部有胀痛感为宜，其中胃反射区可用双食指尺侧压刮。

❸ 食指指间关节推压大脑、腹腔神经丛、垂体反射区各20次，局部有轻痛感即可。

❹ 扣指法推压鼻反射区3～5分钟，以被按摩者能承受的力度为准，局部产生酸胀感最佳。

❺ 拇指压推胸部淋巴、上下身淋巴系统反射区各2分钟。

近视

近视是远视力不好的一种常见眼科病症，多由于青少年时期使用眼睛不当所致，如看书时光线太暗，距离太近，或疾病之后视力没有恢复，用眼过度，或躺着看书，坐在正在行驶的车上看书等。另外，本病也有一定程度的遗传性。

手部按摩

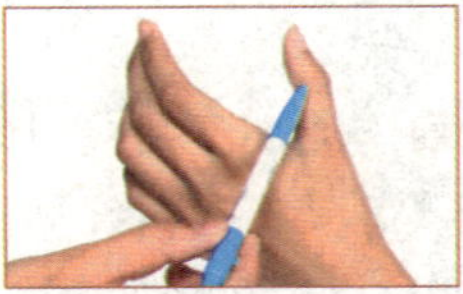

❶ 在手针穴取肝点、肾点、眼点、胸点处各点按揉掐2～3分钟，力度以患者有轻痛感为度。也可用圆珠笔点按。

❷ 点按或推按眼、大脑、肾、肾上腺、输尿管、膀胱、肝、心脏反射区，每区推按约10次，推按速度以每分钟30～60次为宜。

❸ 按揉头、肾、肝胆反射区各点1～2分钟，以局部有热胀感为宜。以上方法若能结合眼部按摩，效果更明显。

耳鸣

耳鸣是耳病的一种症状，也可能是耳聋的前兆。因此，当出现耳鸣时，一定不要轻视，要抓紧时间治疗。耳鸣主要是肾精亏虚、脾气虚弱、情志失调、饮食伤身等因素所致。

足部按摩

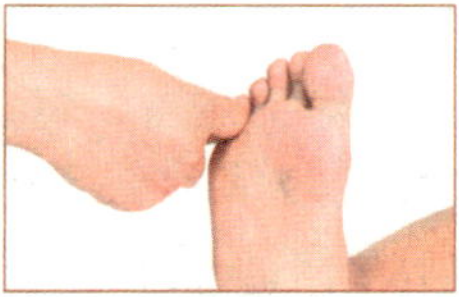

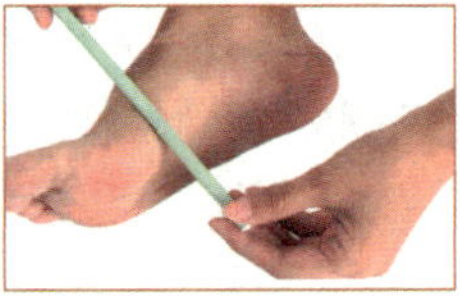

❶ 食指压刮或拇指压推腹腔神经丛、肾、输尿管、膀胱、尿道反射区，反复操作3～5次。

❷ 食指关节点按耳、肝、肾、脾反射区各2分钟。

❸ 用工具推按或拇指腹压推颈项、大脑、三叉神经、胆、胰、十二指肠、盲肠（阑尾）、回盲瓣、升结肠、横结肠、降 结肠、乙状结肠、小肠反射区各1分钟。按摩力度以局部胀痛为宜。

❹ 用工具推按颈椎、胸椎、腰椎、骶椎、尿道、生殖腺反射区，反复操作5～10次。

❺ 左手掌搓摩右足心，以透热为度。

感冒

感冒是由多种病毒引起的一种呼吸道常见病。本病全年皆可发病，春冬为多发季节。感冒可通过含有病毒的飞沫或被污染的用具传播，多数为散发性。要预防感冒，最有效的方法是提高人体的免疫力。

手部按摩

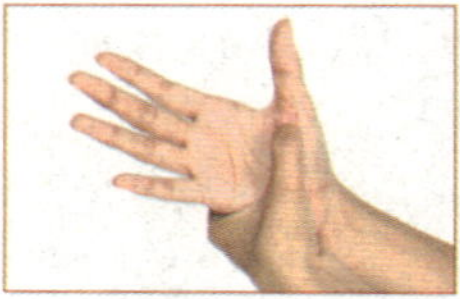

❶ 揉掐手针穴位肺点、咽喉点、扁桃体点，每点2～3分钟，以患者的承受力为度，至局部有热胀感为宜。

❷ 推按肾、输尿管、膀胱和肺反射区各50次，以患者感觉身体微热最佳。

❸ 最后按揉全息穴位头、心、肺、颈、肩，按揉3～5分钟，缓慢放松。

❹ 每日可按摩2次，按摩后补充适量温开水。

足部按摩

❶ 食指指间关节压刮肾上腺、腹腔神经丛、肾、输尿管、膀胱、尿道反射区，反复3～5次，以感到酸胀感

为宜。

❷ 食指指间关节推压支气管、肺、鼻反射区各30次。

❸ 刮压气管、咽喉、扁桃体反射区，各20次。

❹ 双拇指捏按胸部淋巴、上身淋巴、下身淋巴结各20次。

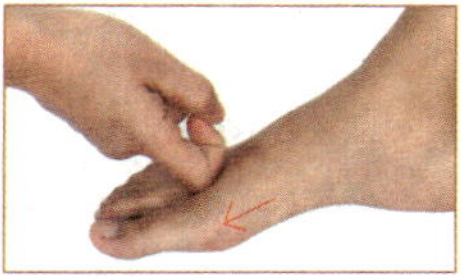

❺ 食指指间关节推压甲状腺、脑、垂体反射区，各10次，逐渐用力，以局部有热麻胀感为宜。

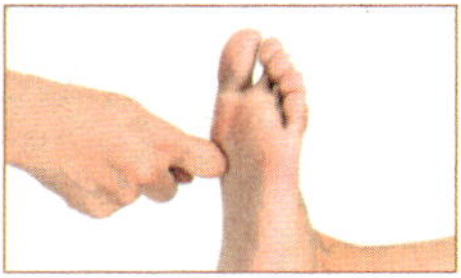

❻ 艾灸肺反射区8～10次，可增加患者精力。

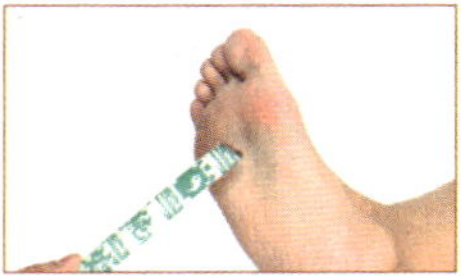

❼ 再次按摩肾、输尿管、膀胱反射区，反复3～5次，以促进代谢产物的排出。

保健指南

感冒患者应注意休息，发热、病情较重或年老体弱患者，建议卧床休息。在饮食上，应以清淡、有营养、易消化为宜，避免食用辛辣、油腻、刺激性食物，或暴饮暴食，或饮食过少。同时，建议戒烟、多饮水、保持鼻咽及口腔卫生等。

慢性支气管炎

慢性支气管炎是由于感染或非感染因素引起气管、支气管黏膜及其周围组织的慢性非特异性炎症。多在冬季发作，春暖后缓解。慢性支气管炎最突出的症状是咳嗽、咳痰。一般晨起时咳嗽、咳痰较多，白天咳嗽相对较少。

足部按摩

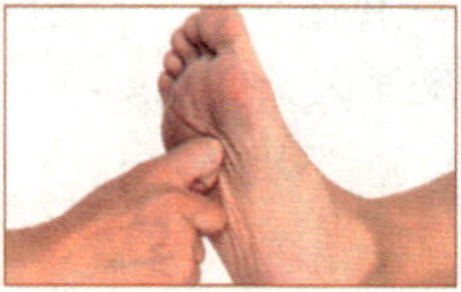

1. 食指指间关节推压肺和支气管反射区30～50次，以局部热胀感为宜。也可用艾条灸这两个反射区。
2. 捏按气管、咽喉反射区各20～40次，以感觉舒适为宜。
3. 食指指间关节按揉甲状旁腺反射区50次，力度以局部有轻痛感为宜。
4. 食指刮压法刮压胸部淋巴结反射区20次。
5. 单食指指间关节中等力度按揉心脏、脾反射区，各按揉20次，缓慢放松，以局部有胀痛感为宜。

支气管哮喘

支气管哮喘是因支气管痉挛，黏膜水肿，分泌物增多而引起支气管阻塞的过敏性疾病。支气管哮喘可见于各个年龄段，且致病原因很多，如气候因素、导致哮喘的各种化学药品、花粉，或冷空气、油烟等都会导致哮喘发作。

手部按摩

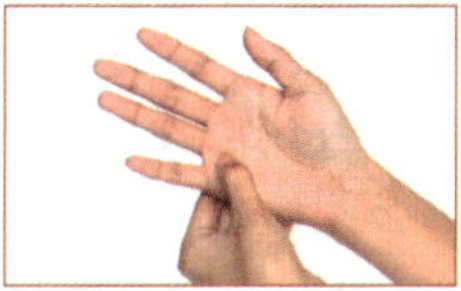

❶ 掐揉手针穴位哮喘新穴、肺点各2～4分钟，以局部有胀痛感为宜。

❷ 点按肾、垂体、输尿管、膀胱、肺、鼻、大肠、脾反射区，每个反射区按摩20～30次，以局部有酸胀感最佳。

❸ 在全息穴位心、肺、肾各按揉2分钟，缓慢放松。

按摩时可根据患者的病情酌情加减按摩的穴位和时间。

三叉神经痛

三叉神经痛是一种病因尚不明确的神经系统常见疾患，多发生于40岁以上的中老年人，大多数为单侧，少数为双侧。常见于刷牙、洗脸、谈话时简单的张嘴动作即可诱发。

足部按摩

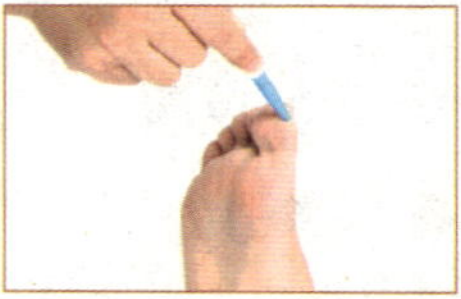

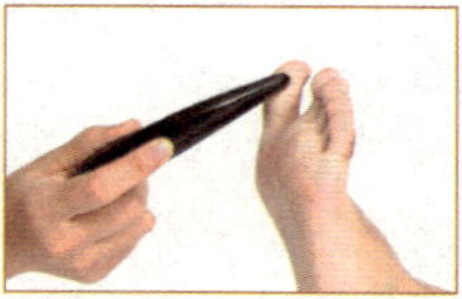

❶ 点按肾、腹腔神经丛、肾上腺、输尿管、膀胱反射区各3～5次。

❷ 点按肺、鼻、眼、耳、口、牙齿反射区各10～20次。

❸ 用牛角棒点按三叉神经、大脑、脑干反射区各20～40次，按摩力度以局部胀痛为宜。

❹ 由肾推至尿道反射区。

坐骨神经痛

坐骨神经痛是指沿坐骨神经分布区域以臀部、大腿后侧、小腿后外侧、足背外侧为主的放射性疼痛。坐骨神经痛以掌侧较多，前期患者会感到下背部酸痛和腰部僵直。

足部按摩

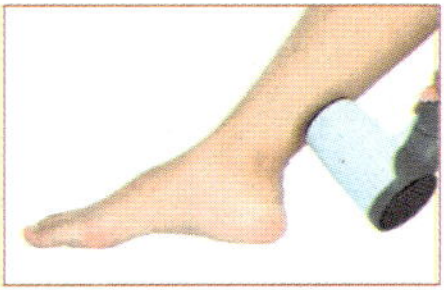

1 用电吹风吹坐骨神经反射区3~5分钟，电吹风温度不宜过高，以坐骨神经处有放射感为度。

2 食指指间关节点大脑、垂体、三叉神经、小脑及脑干、甲状旁腺、肾、输尿管、膀胱、生殖腺反射区各10次。

3 拇指压推颈椎、胸椎、腰椎、骶椎、内尾骨、内髋关节反射区各10次。

4 食指尺侧缘刮外尾骨、外髋关节、膝、生殖腺反射区各10次。

5 食指指间关节点按上身淋巴系统、下身淋巴系统反射区各10次，此反射区较为敏感，手法力度不可过重。

胃肠神经官能症

胃肠神经官能症是由于高级神经功能紊乱所引起的胃肠功能障碍，主要为肠胃分泌与运动功能紊乱，患此病者并无器质性病变。

足部按摩

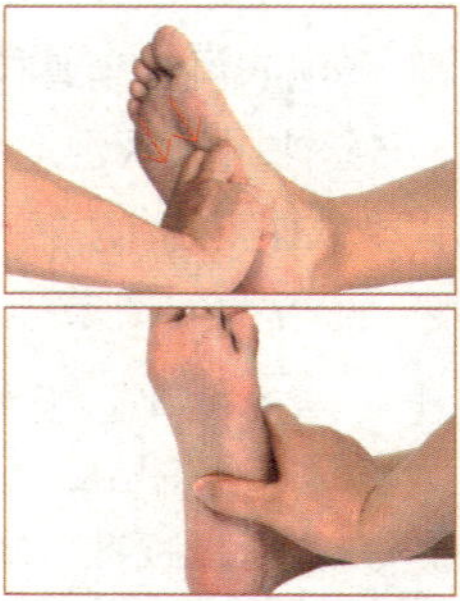

❶ 食指指间关节按压肾上腺、腹腔神经丛、肾、输尿管、膀胱反射区，反复操作3～5次。

❷ 食指、中指指间关节压刮胃、脾、小肠、脑、垂体、肾、心反射区各30次。

❸ 食指屈曲，以指间关节推压小脑及脑干、胰、十二指肠、盲肠（阑尾）、回盲瓣各20次，推压速度以每分钟20～40次为宜。

❹ 拇指压推升结肠、横结肠、降结肠、乙状结肠及肛门反射区各10次，以局部有热胀感为宜。

❺ 按摩肾上腺、腹腔神经丛、肾、输尿管、膀胱、尿道反射区2分钟。

下肢静脉曲张

下肢静脉曲张是四肢血管疾患中最常见的疾病之一，发病时下肢浅表静脉发生扩张、延长、弯曲成团状，晚期可并发慢性溃疡等病变。本病多见于从事站立工作或体力劳动的人。

足部按摩

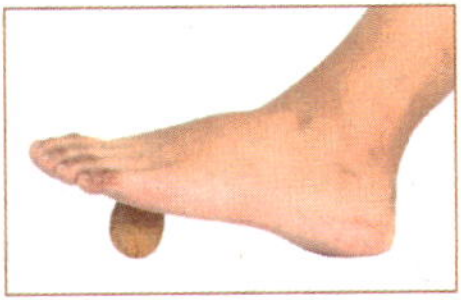

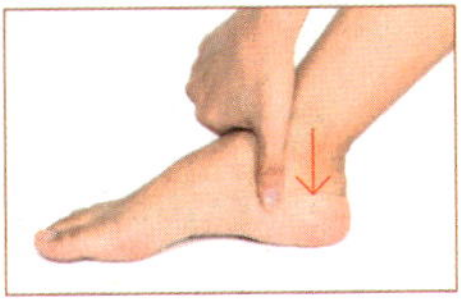

❶ 脚踏核桃刺激肝、脾、心、肾上腺反射区各30次，中等力度，以局部有酸胀感为宜。

❷ 用指间关节推压小肠20 ~ 30次，力度视被按摩者的耐受力而定，以局部有热胀感为宜。

❸ 拇指推压颈椎、颈项、腰椎、内侧坐骨神经反射区，各50次。

❹ 食指尺侧缘刮压膝关节、外尾骨、外侧坐骨神经反射区，各50次。

❺ 拇指压推腹股沟、上身淋巴系统、下身淋巴系统反射区，各20 ~ 30次，以局部有轻痛感为宜。

健忘

健忘又称“喜忘”“善忘”“多忘”，是指记忆力减退、遇事善忘的一种病症。

足部按摩

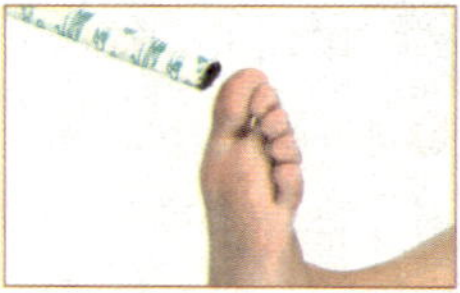

❶ 食指指间关节推压甲状腺、额窦、腹腔神经丛、胃反射区各10次。

❷ 食指指间关节按揉或艾灸大脑、垂体、肾、心反射区各20次。

❸ 食指、中指指间关节推压小脑及脑干、颈椎、眼、耳、颈项各10次，以每分钟20～40次为宜。

❹ 食指刮压生殖腺、子宫或前列腺、内耳迷路反射区各10次，至局部有热胀感为宜。

❺ 食指指间关节压刮胃、肝、脾、肾上腺、肾反射区各20次。

❻ 按摩肾上腺、腹腔神经丛、肾、输尿管、膀胱、尿道反射区2分钟。

排毒

由于平时不良的生活习惯导致身体不能正常新陈代谢，使得脸部和身体肌肤出现肤色晦暗、长痘痘、暗疮、容易过敏等。“排毒”就是把这些不用的代谢废物及时排出体外。

足部按摩

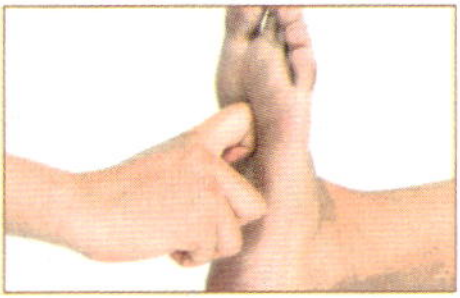

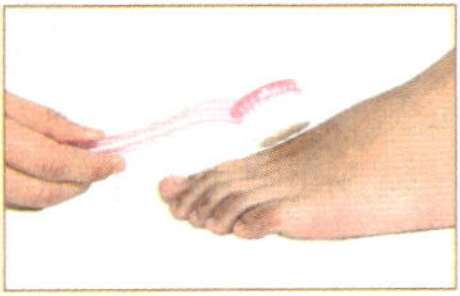

❶ 食指指间关节压刮肾上腺、肾脏、胸腔神经丛、输尿管、膀胱和尿道反射区，反复操作3～5次，以足底有温热感为宜。

❷ 拇指点按大脑、垂体反射区，逐渐用力，点按3～5分钟。

❸ 用拇指压推胃、脾、心、肝、胆反射区各1～2分钟，力度适宜。

❹ 食指指关节点按上下身淋巴反射区，用软毛刷刷胸部淋巴反射区，各2～3分钟为宜。

疲劳综合征

现代社会竞争越来越激烈，人们承受着来自方方面面的压力，这些压力将会影响到人的健康。按摩能够调整人的情绪，适当放松紧张的神经，有益于健康。

足部按摩

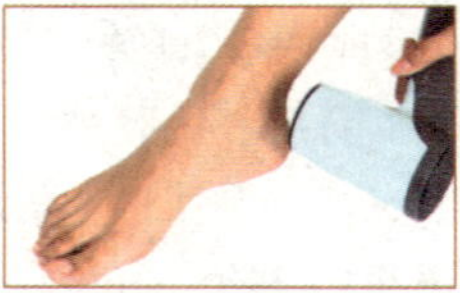

❶ 食指桡侧压刮或拇指压推腹腔神经丛、肾、输尿管、膀胱、尿道反射区，反复操作3～5次。

❷ 用电吹风吹髋关节反射区，拇指压推或双指钳肩、肘、膝关节10～20次，根据实际情况可适当延长肩关节反射区的按摩时间，加大按摩力度。

❸ 食指指间关节点肺、脾、肝、肾反射区各30次，以局部有酸胀痛感为度。

❹ 点按颈椎、颈项、大脑、斜方肌等各反射区5～10次，按摩力度以局部胀痛为宜。

❺ 食指关节点或拇指推上身淋巴系统、下身淋巴系统反射区。

落枕

落枕也称失枕，是一种常见病，好发于青壮年，以冬春季多见。导致落枕的常见原因是肌肉扭伤、受风寒。此病起于睡眠之后，与枕头高度、睡眠姿势或睡眠时暴露肩关节等有密切关系。

足部按摩

❶ 手握足固定，摇转足大踇趾，顺时针和逆时针方向交替进行。

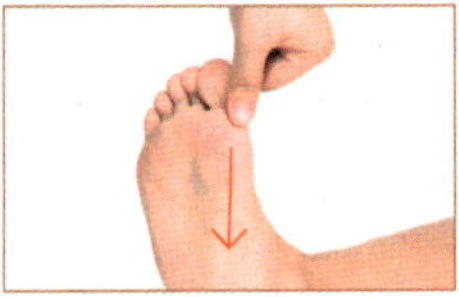

❷ 拇指从上往下推压按摩颈椎反射区，推按5～7次。

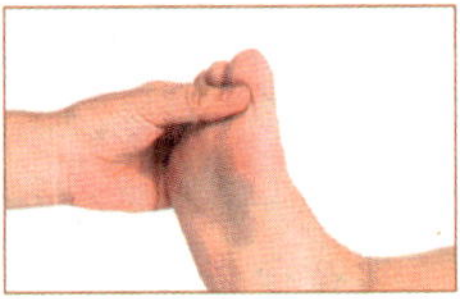

❸ 拇指推压颈项反射区10次，按摩时方向要由小趾侧向踇趾侧推压。

❹ 拇指由外向内慢慢压推斜方肌反射区，每次2～3分钟，逐渐用力，以局部有酸麻胀感为宜。

❺ 双手拇指指腹从足趾至足跟方向压推肩胛骨反射区5～7次，以透热为度。

肩周炎

肩周炎是肩关节周围炎的简称，其多发于50岁左右，又有“五十肩”之称，也称“漏肩风”，是以肩部酸痛和运动功能障碍为主要特征的常见病。主要临床表现为疼痛和功能活动受限。

手部按摩

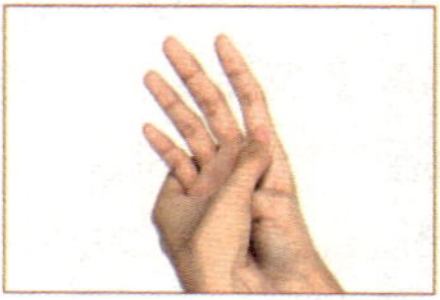

❶ 以拇指、中指、食指指腹着力揉掐后头点、肩点、颈中、再创等手针穴位，力度以被按摩者可以耐受为宜。

❷ 点按或推按肩关节、颈肩区、肘关节、斜方肌、肾、颈项、颈椎、胸椎、上身淋巴系统各反射区，每区按摩1～2分钟，至局部有轻微热胀感为宜。

❸ 按揉全息穴位肩部、上肢反射区2～3分钟，至局部有轻痛感为宜。

保健指南

患者应进食优质蛋白、高维生素食物，如动物瘦肉、牛奶、樱桃、木瓜、薏苡仁、红枣、赤小豆等。

足跟痛

足跟痛是由于足跟的骨质、关节、滑囊、筋膜等处病变引起的疾病。表现为走时呈跛行状、疼痛逐渐加剧，平卧时也会有酸胀、灼热或针刺样疼痛。

足部按摩

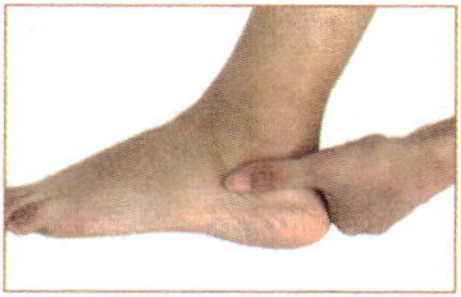

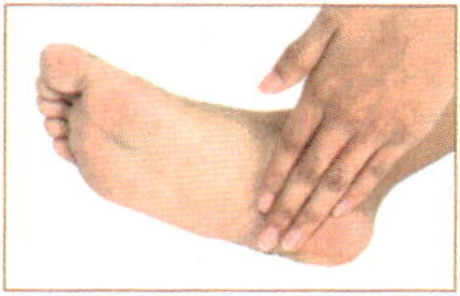

❶ 泡脚放松全足，按摩肾、输尿管和膀胱反射区，以局部有热胀感为宜。

❷ 用拇指点按生殖腺、内尾骨、外尾骨反射区各30～50次，以局部酸胀或轻微疼痛为宜。

❸ 拇指由外向内推肾反射区，可促进按摩后机体产生的代谢产物尽快排出体外。

❹ 拇指指腹按揉足跟部的压痛点及其周围5～10分钟，拿小腿后侧腓肠部3分钟，擦热足跟并热敷。

❺ 再次进行全足的放松，缓慢结束治疗。

骨质疏松

骨质疏松症是一种中老年常见疾病，较轻时常无症状，常常是发生了疼痛性脊椎骨折，或出现髋部及腕部的骨折才明确患病，因此被称作“寂静的杀手”。

足部按摩

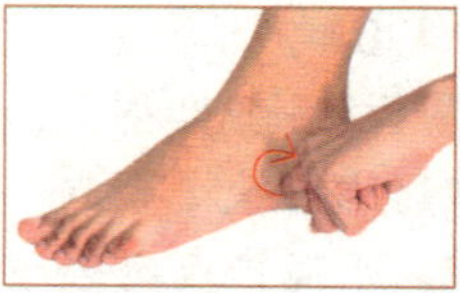

❶ 食指指间关节压刮肾、肾上腺、腹腔神经丛、输尿管、膀胱反射区，2~3分钟。

❷ 食指掌指关节按揉肩关节、肘关节、膝关节等反射区各2~3 分钟，以局部有酸胀痛感为宜。

❸ 拇指腹推压颈椎、胸椎、腰椎、骶椎、肩胛骨、髋关节反射区各1分钟。

❹ 食指掌指关节按揉肺、肝、脾脏、胆反射区各1分钟，以被按摩者的耐受力为度，至局部有酸胀感为宜。

❺ 食指指间关节点压按揉上、下身淋巴系统各20次，此反射区比较敏感，用力以被按摩者能耐受为度，以局部有热胀感为宜。

腰肌劳损

腰肌劳损为临床常见病。主要临床表现为腰部酸痛或胀痛，部分为刺痛或灼痛；劳累时增加休息时间可减轻症状；适当活动和经常改变体位时也可减轻，活动过度又加重。

手部按摩

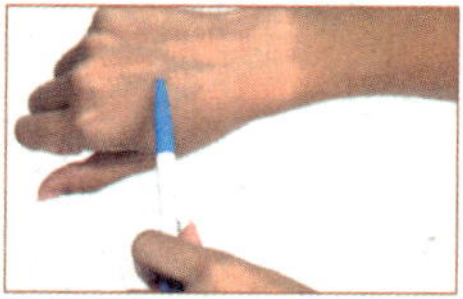

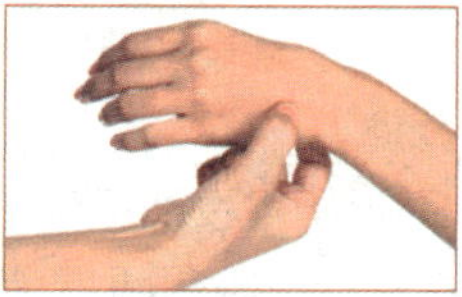

❶ 用圆珠笔点按腰肌点、脊柱点、坐骨神经点，各2~3分钟，逐渐用力。

❷ 点按或推按肾、输尿管、膀胱、髋关节、下肢淋巴结、腰椎反射区各1分钟，按摩至局部有胀痛感为宜。

❸ 按揉腰腹、腿、肾、脐周、生殖反射区，逐渐用力，以被按摩者感觉舒适为宜，缓慢放松，至局部有热胀感为度。

关节炎

关节炎是一种常见的慢性疾病，指由炎症、感染、创伤或其他因素引起的关节炎性病变，属风湿学科。本病常引起的并发症有骨折、肢体生长障碍、肢体畸形、关节挛缩及强直等。

足部按摩

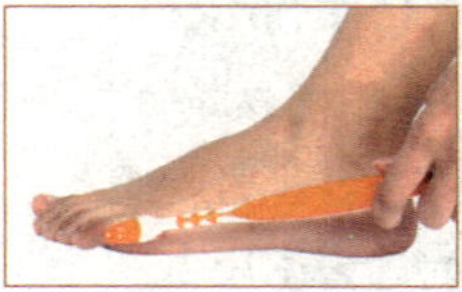

❶ 食指指间关节压刮肾、肾上腺、腹腔神经丛、输尿管、膀胱反射区共2～3分钟，力度适中，以感觉微微胀痛为最佳。

❷ 软毛牙刷刷膝关节、肩关节、肘关节反射区各2～3分钟。

❸ 拇指指腹推压肩胛骨、髋、颈椎、胸椎、腰椎、骶椎反射区各1分钟。

❹ 食指指间关节按揉肝、胆、脾脏、肺反射区等各1分钟，用力视患者的耐受力而定，直至局部有酸胀感为度。

荨麻疹

荨麻疹是一种常见的过敏性皮肤病，在接触过敏源的时候，身体的某些部位会出现形状、大小不一的红色斑块，这些产生斑块的部位，伴有发痒的症状。

手部按摩

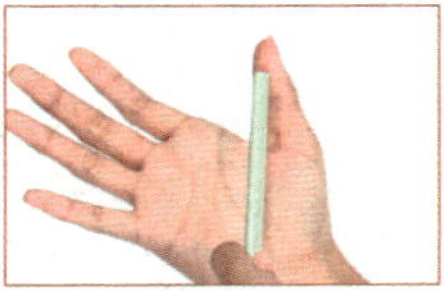

❶ 按揉手针穴肺点、胃肠点、肝点1～2分钟。

❷ 拇指按揉或用工具点按胃脾大肠、大脑、垂体、肾、输尿管、膀胱、肺、脾、肝、淋巴系统反射区，各1分钟。

❸ 按揉脾胃、心肺、肾反射区1～2分钟。

保健指南

荨麻疹患者宜多吃富含维生素的新鲜蔬果或服用维生素C、B族维生素等。

月经不调

月经不调是指各种原因引起的月经周期、量、色、质发生异常，并在经期伴有其他不适症状的多种疾病的总称，包括月经提前、延后和无规律，月经经量过多、过少，月经淋漓、月经色质改变等。

手部按摩

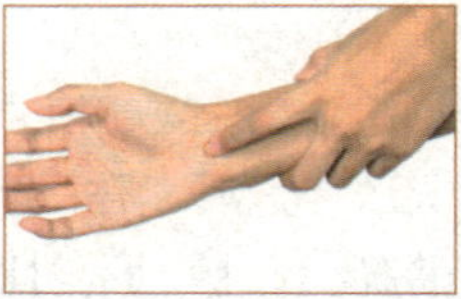

❶ 点按或推按肾、肾上腺、肝、脾、输尿管、膀胱、子宫、卵巢反射区各20次。

❷ 按揉手针穴位命门点、会阴点、肝点、肾点各50次；掐按全息穴位生殖器、肾、肝、胆各50次。

❸ 痛经者在月经来潮前1周起按摩，每天2次，经期则改为每天1次。1个月为1个疗程，至少应连续按摩3个疗程。

足部按摩

❶ 食指指间关节压刮肾上腺、腹腔神经丛、肾、输尿管、膀胱等反射区，反复操作5次。

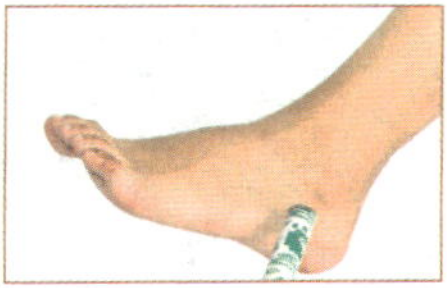

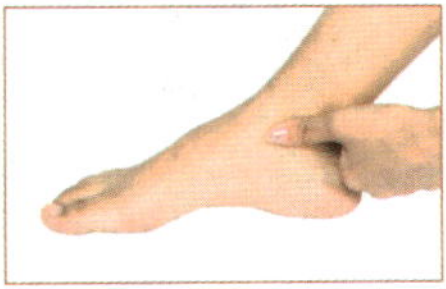

2 食指指间关节按揉垂体、肾、心、肝、胰、性腺反射区各10次，以局部产生酸胀感为宜。

3 拇指推压甲状腺、甲状旁腺、小脑及脑干反射区各10次，以局部酸胀感为宜。

4 食指外侧缘刮压腰椎、骶椎、生殖腺、尿道及阴道反射区各50次，至局部有酸麻胀感为宜。

5 拇指推压或艾灸下腹部、生殖腺反射区各20次。

6 按揉上身淋巴系统、下身淋巴系统、腹股沟反射区各10次。

保健指南

缓解月经不调的办法有注意卫生，预防感染，注意外生殖器的卫生清洁，月经期不能过性生活。

经期还要避免进行过多体力劳动，同时加强营养，多食瘦肉、奶类、谷类、新鲜蔬菜等营养丰富的食物，不宜吃生冷、刺激性食物。

痛经

痛经指经期前后或行经期间，出现下腹部痉挛性疼痛。

痛经分原发性和继发性两种。经过详细的妇科临床检查未能发现盆腔器官有明显异常者称原发性痛经。继发性痛经则指生殖器官有明显病变者，如子宫内膜异位症、盆腔炎症和肿瘤等。

手部按摩

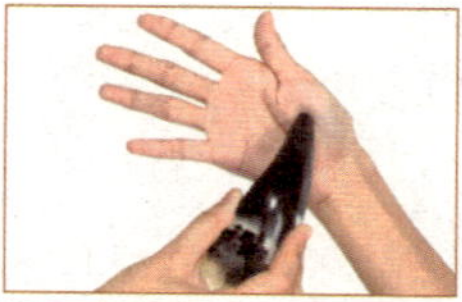

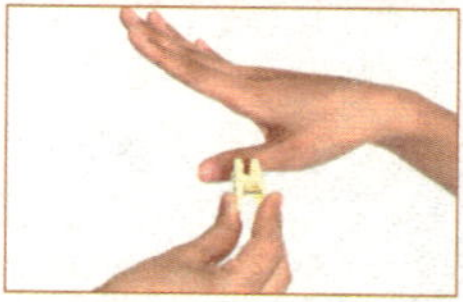

❶ 用按摩工具推按大鱼际各2分钟。

❷ 在肾、生殖腺反射区，以重手法点按、揉进行按摩，每个部位持续1～3分钟。

❸ 用拇指指尖端揉掐手针穴位心点、肾点、颈中或用夹子夹颈中，逐渐用力，每处持续1分钟。

❹ 按揉神门、大陵、内关、合谷、劳宫等各2～3分钟，以局部有轻痛感为宜。

5 点按全息穴位头、心、肺、脾、胃、肝、胆、肾等反射区各2～3分钟，按摩力度由轻到重，再由重到轻，缓慢结束。

足部按摩

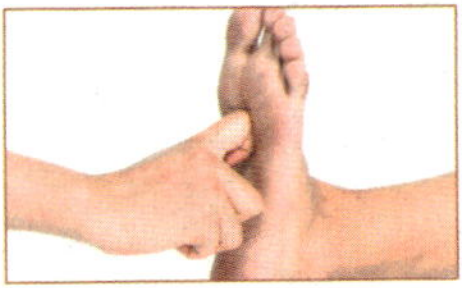

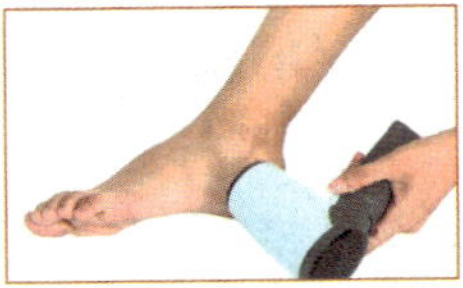

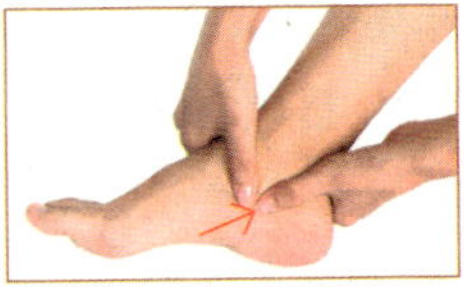

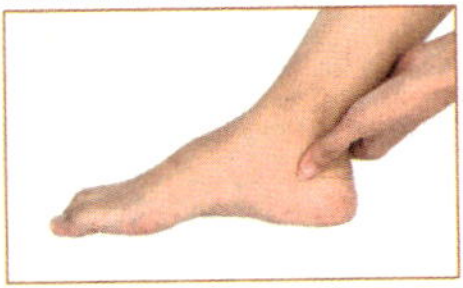

1 食指指间关节压刮肾上腺、腹腔神经丛、肾、输尿管、膀胱等反射区，反复操作3～5次。

2 食指指间关节压刮脑、垂体、肾、心反射区各30次，以能耐受为度。

3 用双手拇指压推或者用电吹风吹生殖腺反射区50次，以局部有热胀感为宜。

4 拇指压推下腹部、尿道及阴道、子宫反射区各20～30次。

5 拇指指端点腹股沟管、上身淋巴结、下身淋巴系统反射区20次。

6 按摩肾上腺、腹腔神经丛、肾、输尿管、膀胱、尿道反射区各2分钟。

子宫肌瘤

子宫肌瘤是女性生殖器官中最常见的良性肿瘤。子宫肌瘤的发生率很高，在30岁以上的女性中约为20%，以40—50岁发生率最高，为51.2%～60.9%。

足部按摩

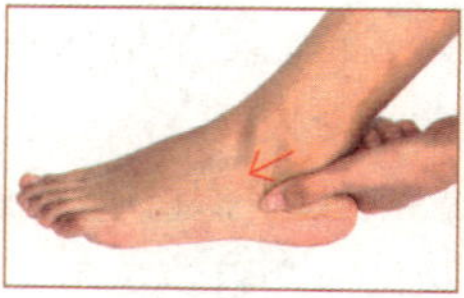

❶ 食指指间关节刮压大脑、小脑及脑干、甲状旁腺、心、生殖腺反射区各3～5次。

❷ 食指尺侧缘刮法按摩腰椎、骶椎、尿道及阴道、子宫反射区各20～30次，逐渐用力。

❸ 用食指指间关节按揉肝、胆、脾、肾等反射区各30次，以局部有胀热痛感为宜。

❹ 用拇指推压下腹部、生殖腺反射区各50次，逐渐用力，至局部有胀痛感为度。

❺ 拇指指端点腹股沟、上身淋巴系统、下身淋巴系统、胸部淋巴系统反射区各20次。

❻ 依次推按肾上腺、腹腔神经丛、肾、输尿管、膀胱、尿道反射区，反复按摩2分钟。

子宫脱垂

分娩造成宫颈主韧带与子宫骶韧带的损伤及分娩后支持组织未能恢复正常为子宫脱垂的主要原因。另外，产褥期产妇长时间仰卧、产后经常蹲式劳动都会诱发子宫脱垂。

足部按摩

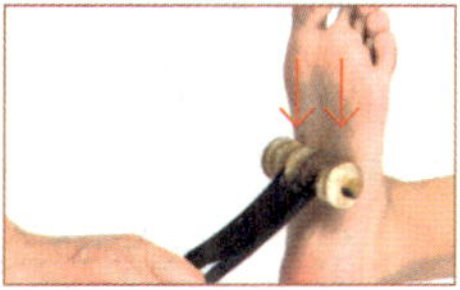

❶ 食指指间关节压刮肾上腺、腹腔神经丛、肾、输尿管、膀胱、尿道反射区，反复5次。

❷ 中指指间关节按揉脑、垂体、小脑及脑干20～30 次，以局部有胀痛感为佳。

❸ 拇指推压十二指肠、盲肠（阑尾）、回盲瓣、升结肠、横结肠、降结肠、乙状结肠、小肠、生殖腺反射区，反复操作4～6次。

❹ 以按摩器刮压胰、小肠、脾反射区各50次。

❺ 拇指推腰椎、骶椎、尿道及阴道、子宫反射区各50次。

❻ 食指尺侧缘刮下腹部、生殖腺反射区各50次，逐渐用力，以局部有酸痛感为宜。

前列腺炎

前列腺炎是指前列腺感染所致的急慢性炎症，从而引起的全身或局部症状。

手部按摩

❶ 点按手针穴位会阴点、脾点等各2～3分钟，逐渐用力，力度以患者能耐受为宜。

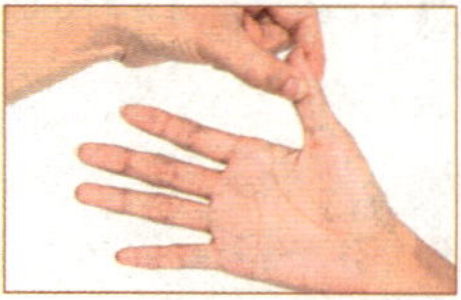

❷ 推按肾、生殖腺、膀胱等反射区各20～30次，推按的速度以每分钟30～60次为宜，至局部有热胀感为度。

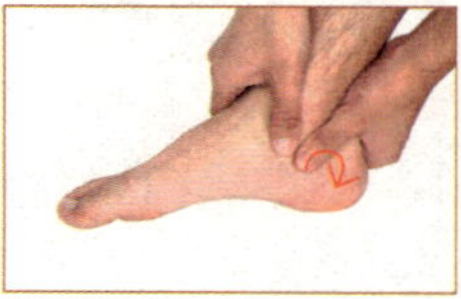

足部按摩

❶ 揉压两足前列腺、生殖腺反射区各5分钟。

❷ 揉按肾上腺、肾、膀胱反射区各5分钟。

❸ 手掌搓擦肾上腺区30次，至足有透热感为度。

遗精

遗精是指不因性生活或手淫等其他直接刺激而发生精液自发外泄的一种现象。主要临床表现为精液不正常的频繁遗泄，或梦遗，或不梦而遗，甚至清醒时亦滑漏。

足部按摩

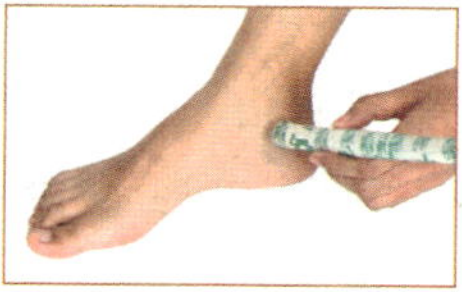

❶ 食指指间关节压刮肾上腺、肾、输尿管、膀胱反射区，反复操作2~3分钟。

❷ 食指指间关节点压大脑、脑垂体、生殖腺反射区，各2分钟。

❸ 艾灸尿道及阴道、前列腺或子宫反射区，各5分钟。

❹ 食指尺侧缘刮生殖腺反射区5分钟，以局部有酸麻胀感为度。

❺ 拇指推腹股沟、胸部淋巴结反射区各2分钟。

阳痿

有关调查表明，在成年男性中约有11.4%的人发生过阳痿。阳痿的发生率随年龄的增长而上升。男性在50岁以后，不少人会出现阳痿，到了65—70岁时，阳痿的发生则达到高峰。

足部按摩

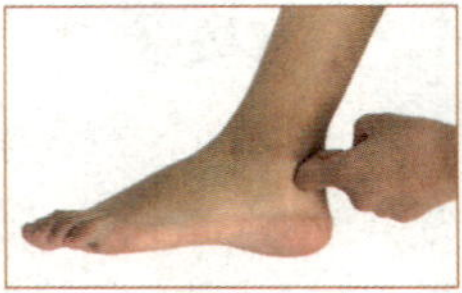

1. 食指指间关节刮肾上腺、腹腔神经丛、肾、输尿管、膀胱等反射区各5次，至局部有酸胀感最佳，每分钟20～30次为宜。
2. 食指指间关节按揉脑、垂体、肾、心、脾反射区，各20次，以患者能耐受为度。
3. 食指指间推压小脑及脑干、颈项、甲状腺、甲状旁腺反射区，各10次。
4. 食指压刮生殖腺、尿道、前列腺反射区，各50次，至局部有酸麻胀感为宜。
5. 按揉上身淋巴结、下身淋巴结、腹股沟反射区，各10次。
6. 按摩肾上腺、腹腔神经丛、肾、输尿管、膀胱、尿道反射区各2分钟。

早泄

早泄是男性性功能障碍的一种。导致早泄的原因主要可以分为心理和生理因素两大部分。随着现代生活节奏的加快和工作压力的增加，早泄患者人数日趋增多。

足部按摩

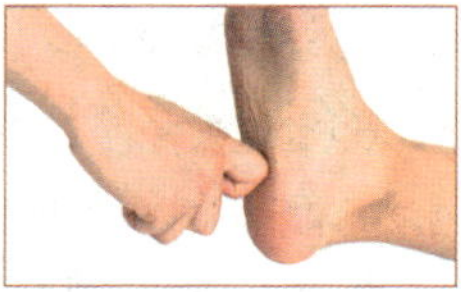

❶ 食指指间关节压刮肾上腺、腹腔神经丛、肾、输尿管、膀胱等反射区，反复按摩5次。

❷ 食指指间关节按揉眼、生殖腺、失眠点、脾、脑、垂体反射区，各20次，以患者能耐受为度。

❸ 拇指推压颈椎、胸椎、腰椎、骶椎、内尾骨、直肠及肛门、尿道或阴道、前列腺或子宫反射区，各10次。

❹ 食指尺侧缘刮外尾骨、下腹部、生殖腺反射区，各30次，以局部有酸麻胀感为宜。

❺ 食指指间关节点腹股沟管、上身淋巴结、下身淋巴结、胸部淋巴结反射区，各10次，此反射区比较敏感，以轻手法为主。

更年期综合征

更年期是女性从生育期过渡到老年期的阶段，由于性腺功能衰退，会引起一系列以自主神经功能紊乱为主的症状。

手部按摩

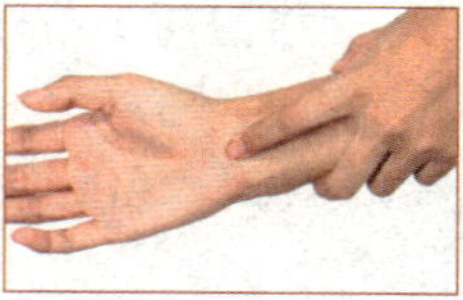

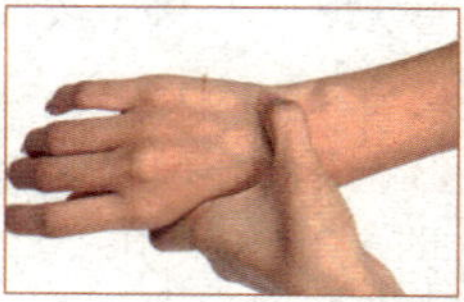

❶ 点揉或揉掐手针穴位肝点、心点、肾点、脾点各1~2分钟。

❷ 点按或推按肾上腺、肾、卵巢、子宫、腹腔神经丛、心、肝、脾、下身淋巴结反射区50~100次，以局部有热感为宜。

❸ 按揉全息穴位中心穴、肺穴、肝穴、胆穴、生殖穴、肾穴，以局部透热为宜。

足部按摩

❶ 拇指按揉肾反射区30次，以局部有轻微胀痛感为宜。

❷ 推压肾上腺反射区30次，以局部有胀痛感为宜。

❸ 食指指间关节按压甲状腺、脑、垂体、腹腔神经丛反射区各30次，至局部有热胀感为宜。

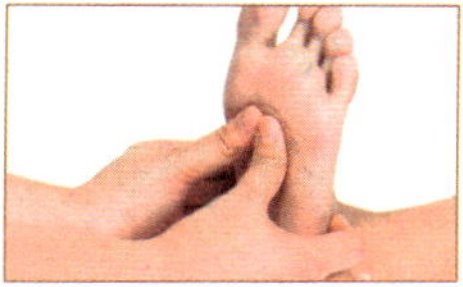

❹ 食指指间关节按揉心、肝、脾、肾等反射区各30次。以感觉局部微热为宜。

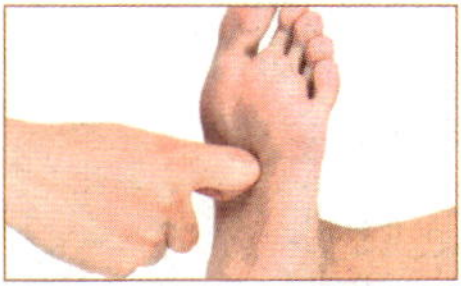

❺ 拇指按揉生殖腺反射区50次。

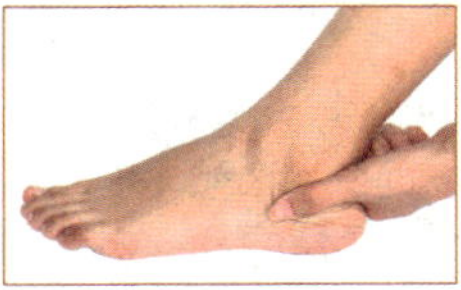

❻ 食指指间关节压刮或艾灸肾上腺、腹腔神经丛、肾、膀胱、尿道反射区反复3～5次。

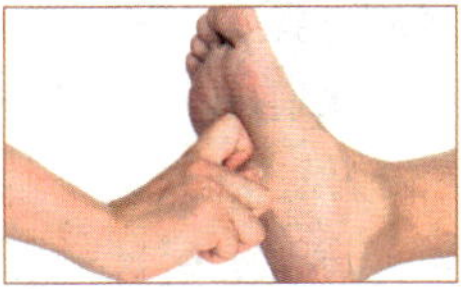

保健指南

更年期的女性要注意预防骨质疏松，适当增加钙的摄入，每日要达到1000毫克以上。每日1～2袋牛奶，每日1个鸡蛋是必要的。

自汗、盗汗

自汗、盗汗是由于阴阳失调、腠理不固，而致汗液外泄的一种病症。自汗主要属肺气虚不固或营卫不和；盗汗主要属阴虚火旺或心脾两亏的心液不藏。

足部按摩

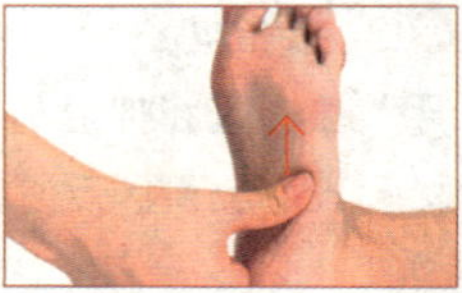

❶ 食指指间关节刮肾上腺、腹腔神经丛、肾、输尿管、膀胱、尿道反射区3～6遍。

❷ 拇指压推肺、甲状旁腺、十二指肠、心、脾、盲肠（阑尾）、回盲瓣、升结肠、横结肠、降结肠、乙状结肠、生殖腺反射区各1分钟。

❸ 拇指端按揉肾、肺反射区各3～5分钟，逐渐用力，以透热为度。

❹ 双食指指间关节刮胃、胰、脾反射区各1分钟，拳刮小肠3分钟，手法力度以被按摩者能耐受为度。

❺ 食指尺侧缘刮生殖腺反射区1分钟。双手握空拳轻叩足背结束。